Meinen Patienten gewidmet

Prof. Dr. med. Jürgen Krämer

Bandscheibenschäden vorbeugen durch
Rückenschule

Das Standardwerk in
aktualisierter Ausführung

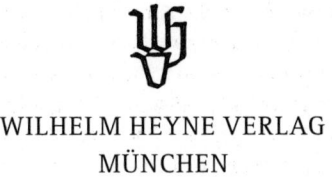

WILHELM HEYNE VERLAG
MÜNCHEN

HEYNE RATGEBER
08/5332

Dieses Buch erschien in früheren Fassungen
unter den Band-Nummern
08/9058 und 08/5039

Umwelthinweis:
Dieses Buch wurde auf
chlor- und säurefreiem Papier gedruckt.

3. Auflage

Überarbeitete und erweiterte Ausgabe 9/2000
Copyright © 1986 und 2000
by Wilhelm Heyne Verlag GmbH & Co. KG, München
http://www.heyne.de
Printed in Germany 2002
Innenabbildungen: Christa Krämer
Umschlagillustration: report Bilderdienst/Christian Mai, München
Umschlaggestaltung: Eisele Grafik-Design, München
Satz: Layer, Ostfildern
Druck und Bindung: Ebner & Spiegel, Ulm

ISBN 3-453-17132-2

Inhalt

Vorwort – Was ist Rückenschule?

Bei Ischias und Kreuzschmerzen nimmt das Gespräch zwischen Arzt und Patient immer den gleichen Verlauf. Zunächst schildert der Patient seine Beschwerden, etwa so: »Seit einigen Wochen habe ich Kreuzschmerzen ... Immer wenn ich längere Zeit gesessen habe, stehe ich ganz krumm wieder auf ... Morgens komme ich kaum aus dem Bett, jede Bewegung tut weh.« Auf die Frage, worauf er das zurückführe, kommen Antworten wie »Ich werde wohl älter ... Bei uns in der Familie haben viele so etwas ... Ich habe zu viel gearbeitet ... Ich habe mich unterkühlt ... Ich habe mich verhoben...« Keiner sagt: »Ich habe Kreuzschmerzen, weil meine Muskeln zu schwach sind, weil ich eine schlechte Haltung habe, weil ich mich falsch verhalte.«

Der Arzt untersucht, stellt seine Diagnose, behandelt, und wenn alles überstanden ist, fragt der Patient: »Was kann ich tun, damit das nicht wiederkommt?«

Es sollte sich ein ausführliches Gespräch über die richtige Verhaltensweise im Haushalt, Beruf, Sport und allen möglichen Situationen des täglichen Lebens anschließen. Dazu fehlt in der Praxis meistens die Zeit. In der Aufregung vergessen die Patienten, wichtige Fragen zu stellen, die ihr persönliches Umfeld betreffen. Spätestens wenn der Betroffene wieder mit seiner beschwerdeauslösenden Situation konfrontiert ist, fällt ihm ein, was er eigentlich damals hätte fragen müssen.

Auch dem mit der Materie vertrauten Arzt, der vielleicht sogar selbst bandscheibenbedingte Kreuzschmerzen hat, fallen in allen möglichen Situationen des täglichen Lebens wichtige Verhaltensmaßregeln ein, die er seinen Patienten noch hätte mit auf den Weg geben müssen. Dieses Buch dient dazu, den Dialog Arzt – Patient fortzusetzen. Es enthält Antworten auf Patientenfragen, die immer wieder gestellt werden oder besser gestellt werden sollten.

Praktische Demonstrationen und Übungen machen Unterweisungen über eine bandscheibengerechte Verhaltensweise anschaulicher. Wir haben deswegen eine Rückenschule gegründet, in der Patienten am Ende der Behandlung richtiges Sitzen, Stehen, Liegen, Heben und Tragen regelrecht erlernen und vorführen müssen.

Rückenschule bedeutet Haltungs- und Verhaltenstraining zur Vermeidung von Rückenschäden. Nach dem Modell der Bochumer Rückenschule sind inzwischen viele andere Rückenschulen eingerichtet worden. Dieses Buch soll u. a. auch ein Rückenschulbuch sein, damit man den Unterrichtsstoff nachlesen kann.

Bei der Schilderung richtiger und falscher Körperhaltungen in bestimmten Situationen ist die bildliche Darstellung neben dem gesprochenen bzw. geschriebenen Wort unerlässlich.

Ich bedanke mich bei meiner Frau Christa, dass sie es verstanden hat, den Sachverhalt anschaulich in Bilder umzusetzen. Bei meinen Patienten bedanke ich mich für die vielen Anregungen.

Formentera, im Frühjahr 2000
Prof. Dr. Jürgen Krämer

Zur 21. Auflage (2000)

21 Auflagen für dieses Buch in 14 Jahren – überall Rückenschulen! Wer hätte das gedacht, als wir vor 16 Jahren das Modell der Bochumer Rückenschule schufen. Offensichtlich besteht bei vielen Kreuzschmerzengeplagten ein großes Informationsbedürfnis und die Bereitschaft, sich einem Schulungsprogramm zu unterziehen, wenn es hilft. Denn es hat sich herumgesprochen, dass man durch Haltungs- und Verhaltenstraining in der Rückenschule seine Wirbelsäulenbeschwerden nachhaltig beeinflussen kann.

Die Wirksamkeit der Rückenschule ist inzwischen durch wissenschaftliche Studien belegt. Patienten mit Rückenbeschwerden brauchen weniger Schmerzmittel und fehlen seltener am Arbeitsplatz, wenn sie die Regeln der Rückenschule beachten.

Die zehn Regeln der Rückenschule

Bandscheibenschäden sind unser Tribut für den aufrechten Gang. Fast jeder leidet im Laufe seines Lebens mal an Hexenschuss, Ischias und steifem Nacken. Mit den Mitteln der modernen Medizin können wir die Bandscheibenschäden und ihre Folgeerkrankungen diagnostizieren und behandeln – aber nicht beseitigen.

Der Mensch kann sich jedoch selbst durch Rückenschulung helfen und dazu beitragen, Häufigkeit und Ausmaß seiner Beschwerden in Grenzen zu halten.

Die Wissenschaft hat in den letzten Jahren hierfür wesentliche Erkenntnisse geliefert. Das blutgefäßlose Gallertgewebe zwischen den Wirbelkörpern wird durch regelmäßigen Wechsel zwischen Be- und Entlastung ernährt:

Die Bandscheibe lebt von der Bewegung.

▦   Deswegen lautet auch die erste Grundregel der Rückenschule: *Du sollst dich bewegen.*

Sport und Gymnastik halten unsere Bandscheiben in Form. Am besten eignen sich Laufen, Schwimmen, Rad fahren und Skilanglauf. *Laufen ist eine regelrechte Massage für die Bandscheiben.*

Das Rückenschulprogramm mit diesen Sportarten lässt sich auch im Rahmen einer Rehabilitationskur gut durchführen.

Bestimmte Körperhaltungen haben sich als besonders Bandscheiben schädigend erwiesen: Die Rundrückenbildung mit Ausbiegung der Wirbelsäule nach hinten verschiebt den Gallertkern und lässt Hexenschuss und Ischiasbeschwerden entstehen.

■ Deswegen lautet die Rückenschulregel Nr. 2: *Halte den Rücken gerade.*
■ Und Nr. 3: *Gehe beim Bücken in die Hocke.*

Auch die Hohlkreuzbildung mit Ausbiegung der Lendenwirbelsäule nach vorn kann Kreuzschmerzen hervorrufen, die dann von den überlasteten Wirbelgelenken ausgehen.

■ *Das Hohlkreuz vermeidet man durch Anwinkeln der Hüft- und Kniegelenke beim Stehen, Sitzen und Liegen (Rückenschulregeln Nr. 6, 7 und 8).*

Eine spezielle *Wirbelsäulengymnastik* ist Bestandteil der täglichen Körperhygiene und gehört dazu wie Zähneputzen.

Allen durch Bandscheibenschäden geplagten Menschen ist ein Trost gewiss: Wenn sie älter werden, verlieren sich ihre Beschwerden von selbst, denn es kommt zur *wohltätigen Teilversteifung der Wirbelsäule im Alter.*

Die Grundregeln der Rückenschule sollten schon den Kindern in der Schule beigebracht werden, um spätere Schäden zu vermeiden: Die *Rückenschule* gehört in die Schule.

Tabelle 9
Die zehn Regeln der Rückenschule

1. Du sollst dich bewegen.
2. Halte den Rücken gerade.
3. Gehe beim Bücken in die Hocke.
4. Hebe keine schweren Gegenstände.
5. Verteile Lasten und halte sie dicht am Körper.
6. Halte beim Sitzen den Rücken gerade, stütze den Oberkörper ab und wechsle öfter diese Haltung.
7. Stehe nicht mit geraden Beinen.
8. Ziehe beim Liegen die Beine an.
9. Treibe Sport, am besten Schwimmen, Laufen oder Rad fahren.
10. Trainiere täglich deine Wirbelsäulenmuskeln.

Teil 1

Wissenswertes zum Thema Bandscheibe und Wirbelsäule

Jeder Mensch hat mal Probleme mit dem Rücken

Wenn man das Thema Hexenschuss, Ischias oder Schulter-Nacken-Schmerz in einer Diskussionsrunde anschneidet, kann jeder aus eigener Erfahrung etwas dazu beitragen. Die Geschichten sind oft sehr eindrucksvoll, weil Schmerzen im Rücken scheinbar aus heiterem Himmel erfolgen und den Menschen in einer Lebensphase treffen, in der er mit Krankheiten dieser Art nicht rechnet. Als Thomas Mann seine Ischiasbeschwerden beschrieb*, schilderte er sie als tollste Schmerzen, die er je auszustehen hatte, und fühlte sich – biologisch – auf einem Tiefpunkt seines Lebens.

▓ Die Betroffenen verspüren einen messerstichartigen Schmerz im Kreuz, der ins Bein ausstrahlt. Sie können sich kaum bewegen und mitunter nur auf allen Vieren durch die Wohnung kriechen. Rückengeschädigte kommen nur mit Mühe aus dem Sessel und fahren bei akuten Beschwerden mit dem Auto lieber etwas weiter, weil sie den Ausstieg fürchten.

▓ Es gibt auch einen schleichenden Verlauf, der mit Unterkühlung, Zugluft oder längerer ungewohnter Haltung beginnt. Man kommt morgens, wenn überhaupt, nur im Zeitlupentempo aus dem Bett und hat größte Mühe,

* Die Entstehung des Dr. Faustus, Suhrkamp

sich mit allen möglichen Verrenkungen die Socken anzuziehen. Wegen der komischen Bewegungen und der gebeugten Haltung wird man von seinen Mitmenschen eher belächelt, allenfalls mit einem ironischen Unterton bedauert. So beschreibt auch Thomas Mann die Ischias als keine sehr tief ins Leben reichende und bei aller Tortur nicht recht ernst zu nehmende Krankheit.

Glücklicherweise gehen die schmerzerfüllten Episoden im Leben eines Menschen meistens ohne weitere Behandlung vorüber, sie können aber auch in immer kürzer werdenden Abständen auftreten und einen chronischen Krankheitszustand einleiten. Es hängt weitgehend von der Qualität des ererbten Bandscheibenmaterials ab, aber auch von äußeren Einflüssen, wie z. B. einer bandscheibenschädigenden Verhaltensweise, welches Ausmaß das Leiden im Einzelfall annehmen kann.

Bedeutung und Häufigkeit bandscheibenbedingter Erkrankungen spiegeln sich auch in den Statistiken unserer Krankenkassen und Rentenversicherungsträger wider. Jede fünfte Krankschreibung und jeder zweite vorzeitig gestellte Rentenantrag enthält die Diagnose Wirbelsäulenschaden. Die Statistiken anderer Länder sehen ähnlich aus. Die Zahl der pro Jahr ausgefallenen Arbeitstage durch »low back pain« schwankt zwischen 1400 pro 1000 Arbeiter in den USA und 2600 pro 1000 Arbeiter in einigen Fabriken Großbritanniens.

Es sind keineswegs alte Leute, sondern vorwiegend Menschen im mittleren Lebensabschnitt, die den Arzt aufsuchen, weil sie sich wegen der Schmerzen nicht mehr richtig bewegen können.

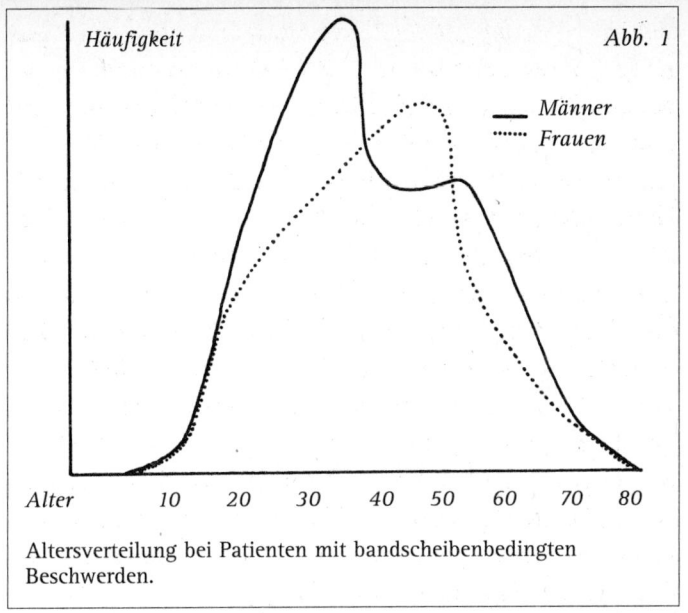

Häufigkeit   Abb. 1

——— Männer
······· Frauen

Alter   10   20   30   40   50   60   70   80

Altersverteilung bei Patienten mit bandscheibenbedingten
Beschwerden.

Fast 70 % der Patienten mit einem behandlungsbedürftigen Bandscheibensyndrom befinden sich zwischen dem
30. und 50. Lebensjahr. Der Häufigkeitsgipfel liegt Anfang
40. Die Altersverteilung in Abb. 1 besagt u. a. auch, dass
Bandscheibenvorfälle bei Kindern und Jugendlichen vor-
kommen und dass nach dem 60. Lebensjahr die bandscheibenbedingten Erkrankungen immer seltener werden.
Mit zunehmendem Alter nehmen bei beiden Geschlech-
tern Häufigkeit und Intensität der Rücken- und Ischiasbeschwerden ab. Die Bandscheiben trocknen langsam aus.
Wirbelsäulenbeschwerden bei Menschen über 70 Jahren
haben meistens andere Ursachen und sind auf Kalkverar-
mung (Osteoporose), Muskelhärten oder Tumorerkran-

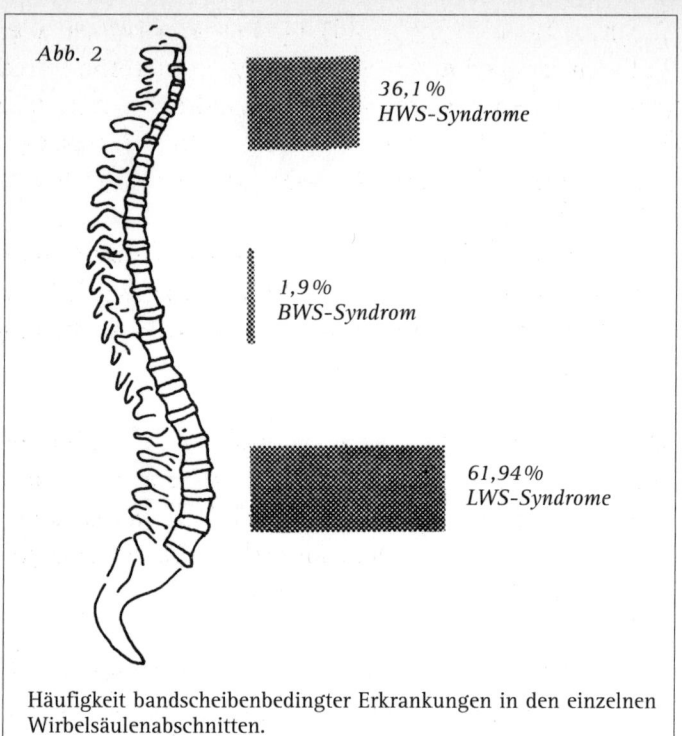

Abb. 2

36,1 %
HWS-Syndrome

1,9 %
BWS-Syndrom

61,94 %
LWS-Syndrome

Häufigkeit bandscheibenbedingter Erkrankungen in den einzelnen Wirbelsäulenabschnitten.

kungen zurückzuführen; Ausnahmen bestätigen die Regel. Aus der Tatsache, dass Frauen und Männer gleich häufig erkranken, ergeben sich schon gewisse Hinweise dafür, dass körperliche Schwerstarbeit keine wesentliche Rolle bei der Entstehung von Bandscheibenschäden spielt.

Aufgrund unserer Untersuchungen ist eher das Gegenteil der Fall:

■ Bewegungsarmut und vieles Sitzen ist für die Wirbelsäule viel ungünstiger als körperliche Arbeit.

Am häufigsten ist die Lendenwirbelsäule mit 62% aller bandscheibenbedingten Erkrankungen betroffen, und hier wiederum sind es vor allem die beiden untersten Bandscheiben. Auch an der HWS, die mit 36% beteiligt ist, sind vorwiegend die unteren Segmente am Krankheitsgeschehen beteiligt.

Obwohl die Brustwirbelsäule die meisten Bandscheiben besitzt, gehen von hier nur etwa 2% der Beschwerden aus, weil der Brustkorb eine Art inneres Korsett darstellt, welches die Bewegungssegmente stützt.

Zusammenfassend ist den Statistiken zu entnehmen, dass jeder Mensch im Laufe seines Lebens mit einem Bandscheibensyndrom rechnen muss, an der Lendenwirbelsäule eher als an der Halswirbelsäule. Eine besondere Gefährdung besteht um die 40.

■ Da kein Mensch weiß, welche Bandscheibenqualität er mitbekommen hat, sollte er durch geeignete Verhaltensweise und Übungen dazu beitragen, Häufigkeit und Heftigkeit dieses Leidens in Grenzen zu halten.

Schmerz – dein neuer Freund

»Ich bin Dein neuer Herr, sagte der Schmerz«, schreibt T. Spengler *), der als Autor offensichtlich an Ischias litt. Die Ischiasfehlhaltung bezeichnet er als »Knick«. Diese Formulierungen deuten darauf hin, dass es sich bei einer

---

* Tilmann Spengler, *Wenn Männer sich verlieben*. Reinbek 1998

bandscheibenbedingten Nervenwurzelreizung nicht wie beim Hexenschuss um ein vorübergehendes Geschehen handelt, sondern um einen lang andauernden Prozess. Angesichts der guten Prognose mit Aussicht auf Spontanheilung sollte man sich jedoch nicht vom Schmerz be- »herrschen« lassen, sondern wohl oder übel die ins Bein ziehenden Schmerzen, Kribbel- und Taubheitsgefühle akzeptieren, ohne sie zum lebensbestimmenden Faktor werden zu lassen. Mit den Mitteln der Rückenschule, unterstützt durch die ärztliche Behandlung, bestehen zahlreiche Möglichkeiten, diese Schmerzen zu beeinflussen. Deswegen lautet das Motto unserer Rückenschule im Umgang mit solchen Schmerzen: »Guten Morgen lieber Schmerz, mal sehen, was wir heute mit dir machen.«

Die Wirbelsäule – unser zentrales Achsenorgan

Das Achsenorgan des Menschen – die Wirbelsäule – besteht aus 7 Hals-(Zervikal-), 12 Brust-(Thorakal-) und 5 Lenden-(Lumbal-)Wirbeln. Unterhalb der Lendenwirbelsäule befindet sich das Kreuzbein (Sakrum).

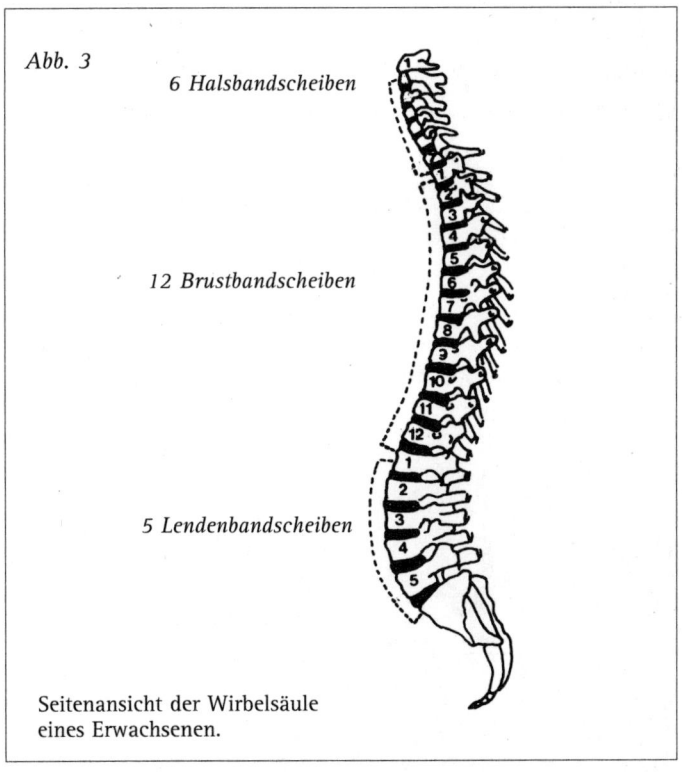

Abb. 3

6 Halsbandscheiben

12 Brustbandscheiben

5 Lendenbandscheiben

Seitenansicht der Wirbelsäule
eines Erwachsenen.

Zwei benachbarte Wirbel bilden mit der dazwischen liegenden Bandscheibe ein Bewegungssegment. Die Bandscheibe bezeichnet man nach dem darüber und dem darunter liegenden Wirbel. Am häufigsten sind die Bandscheiben der unteren Halswirbelsäule und der unteren Lendenwirbelsäule erkrankt.

Die Bandscheibe (Zwischenwirbelscheibe, Discus intervertebralis) setzt sich aus Gallertkern (Nucleus pulposus) und dem Bandscheibenring (Anulus fibrosus) zusammen.

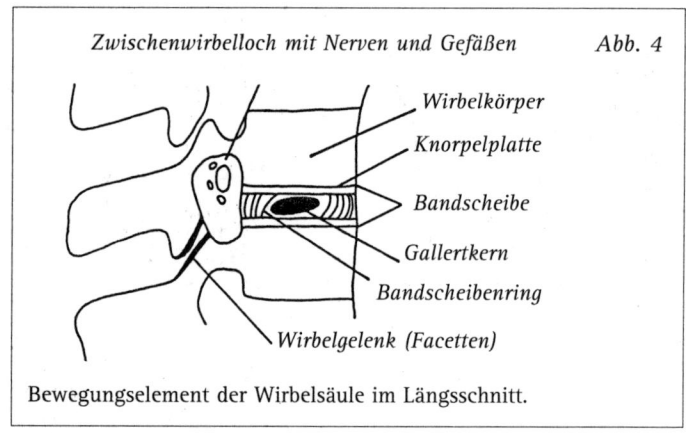

Zwischenwirbelloch mit Nerven und Gefäßen   *Abb. 4*

Wirbelkörper

Knorpelplatte

Bandscheibe

Gallertkern

Bandscheibenring

Wirbelgelenk (Facetten)

Bewegungselement der Wirbelsäule im Längsschnitt.

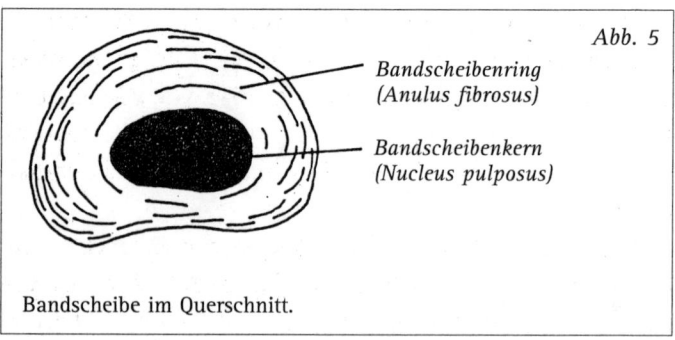

Abb. 5

Bandscheibenring (Anulus fibrosus)

Bandscheibenkern (Nucleus pulposus)

Bandscheibe im Querschnitt.

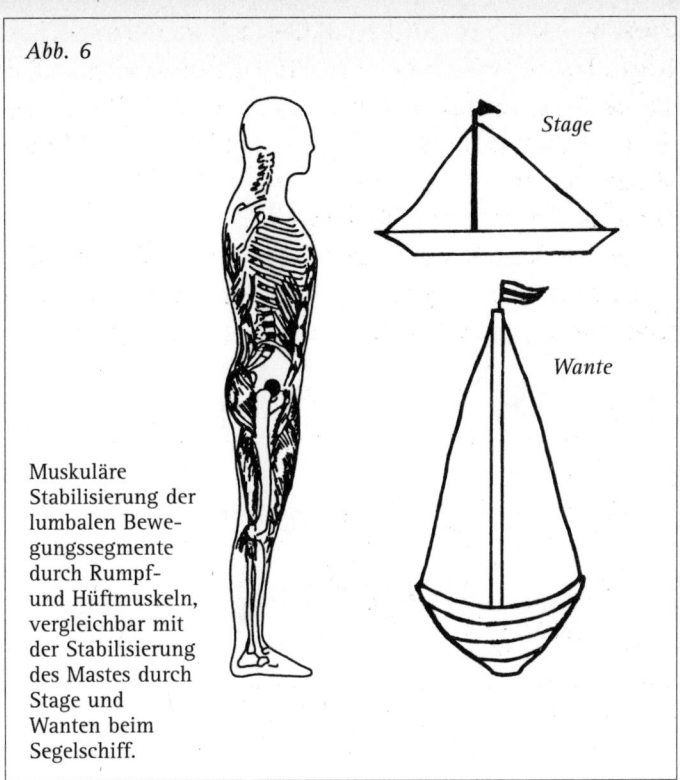

Abb. 6

Stage

Wante

Muskuläre
Stabilisierung der
lumbalen Bewe-
gungssegmente
durch Rumpf-
und Hüftmuskeln,
vergleichbar mit
der Stabilisierung
des Mastes durch
Stage und
Wanten beim
Segelschiff.

Der Gallertkern besteht vorwiegend aus einer schleimi-
gen Substanz, die, unter Druck gesetzt, aus ihrer zentralen
Lage nach außen gedrückt werden kann, vor allem, wenn
der vorwiegend aus Fasern bestehende Bandscheibenring
Risse aufweist und dem Ausdehnungsdruck nicht stand-
hält.

Im hinteren Anteil des Bewegungssegmentes liegen die
Wirbelgelenke, welche die benachbarten Wirbel im Bo-
genbereich miteinander verbinden. Wegen ihres Aufbaus

bezeichnet man sie auch als Gelenkfacetten oder kurz Facetten. Wenn die Bandscheibe z. B. durch degenerative Vorgänge an Höhe verliert, werden die Wirbelgelenke ineinandergestaucht. Überdehnung der Wirbelgelenkkapseln ruft dann Schmerzen hervor. Die im Zusammenhang damit auftretenden Schmerzen, die zum Teil auch ins Bein ausstrahlen, werden als Facettensyndrom bezeichnet.

Von Interesse für das Verständnis der bandscheibenbedingten Erkrankungen ist auch die unmittelbare Nachbarschaft der Bandscheiben zum Nervensystem. Die aus dem Rückenmark austretenden Nervenwurzeln verlaufen z. B. in der unteren Lendenwirbelsäule an der Bandscheibe vorbei und verlassen durch das Zwischenwirbelloch den Wirbelkanal. Verdrängungsmöglichkeiten durch einen Bandscheibenvorfall oder durch Einengungen der Zwischenwirbellöcher sind gegeben.

Für die Stabilität unseres Achsenorgans sind nicht nur Bandscheiben, Wirbelgelenke und Bänder zuständig, sondern auch Muskeln. In Abb. 6 sind die wesentlichen Muskelgruppen eingezeichnet, welche die Bewegungssegmente der Lendenwirbelsäule von außen her stabilisieren. Es handelt sich hierbei nicht nur um die Rumpfmuskeln, das heißt Rückenstrecker und Bauchmuskeln, sondern vor allem um die rumpfnahen großen Muskeln der Arme und Beine, welche wesentlich zur Stabilität der Wirbelsäule beitragen. Diese Muskelgruppen haben die gleichen Aufgaben wie die seitlichen Verankerungen – die Wanten beim Mast eines Segelschiffes. Bei der wirbelsäulenstabilisierenden Gymnastik gilt es in erster Linie, diese Muskelgruppen zu trainieren.

Die Bandscheibe lebt von der Bewegung

Während der Embryonalzeit und in den ersten Lebensjahren werden die Bandscheiben des Menschen noch durch Blutgefäße versorgt. Diese bilden sich jedoch bis zum vierten Lebensjahr wieder zurück. Danach werden die Bandscheiben nur noch durch Diffusion – eine Art von Durchsaftung – ernährt.

Wie unsere Versuche mit radioaktiven Substanzen und Farbstoffen unterschiedlicher Molekülgröße gezeigt haben, unterliegen die Diffusionsvorgänge im Zwischenwirbelabschnitt ganz bestimmten Gesetzmäßigkeiten, bei denen die Druckbelastung der Bandscheiben in den verschiedenen Körperhaltungen eine wesentliche Rolle spielt.

Bei einem Bandscheibenbelastungsdruck von über 80 kg – also etwa im Stehen und im Sitzen – werden Flüssigkeit und Stoffwechselschlacken aus der Bandscheibe herausgepresst. Druckreduzierung unter 80 kg, eine Belastung wie sie etwa im Liegen und in der schrägen Sitzhaltung stattfindet – bedeutet Flüssigkeits- und Stoffaufnahme.

Die Bandscheiben saugen sich unter Entlastung wieder voll. Aufgenommen werden in dieser Phase vor allem Substanzen wie Zucker, Eiweiß, Salze und Baustoffe, aus denen die Bandscheibenzellen neues Stützgewebe produzieren.

Es erfordert einen regen Stoffaustausch im Zwischenwirbelabschnitt, um Aufbau und Abbau der Bandscheibenstruktur im Gleichgewicht zu halten. Schlecht versorgte Bandscheibenzellen produzieren Grundsubstanz und Fasern von minderer Qualität und Quantität.

Nur der Wechsel zwischen Be- und Entlastung hält den Pumpmechanismus im Zwischenwirbelabschnitt aufrecht. Haltungskonstanz, das heißt nur Stehen oder nur Sitzen in gleich bleibender Haltung, führt nach einigen Stunden zum Stillstand des Stoffwechselaustauschs an den Bandscheibengrenzen.

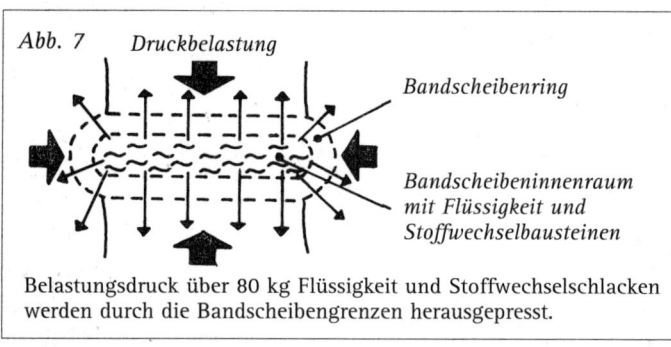

Abb. 7   *Druckbelastung*

Bandscheibenring

Bandscheibeninnenraum mit Flüssigkeit und Stoffwechselbausteinen

Belastungsdruck über 80 kg Flüssigkeit und Stoffwechselschlacken werden durch die Bandscheibengrenzen herausgepresst.

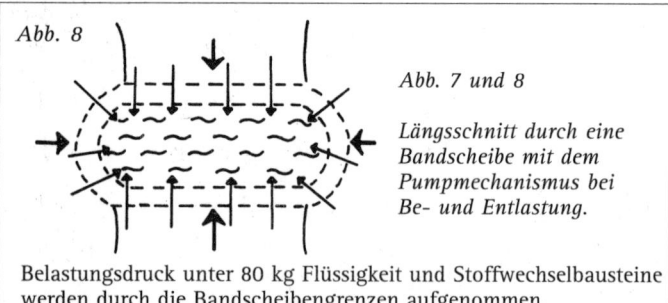

Abb. 8

Abb. 7 und 8

Längsschnitt durch eine Bandscheibe mit dem Pumpmechanismus bei Be- und Entlastung.

Belastungsdruck unter 80 kg Flüssigkeit und Stoffwechselbausteine werden durch die Bandscheibengrenzen aufgenommen.

Bandscheibenschäden als Tribut für den aufrechten Gang

Erbliche Belastung

Im Gegensatz zu einer prinzipiell gleich gebauten Vierfüßlerwirbelsäule, die an zwei Stellen ihres Verlaufs unterstützt wird, ist die menschliche Wirbelsäule infolge ihrer vertikalen Einstellung wesentlich größeren Belastungen ausgesetzt. Die Bandscheibenerkrankungen sind unser Tribut für den aufrechten Gang.

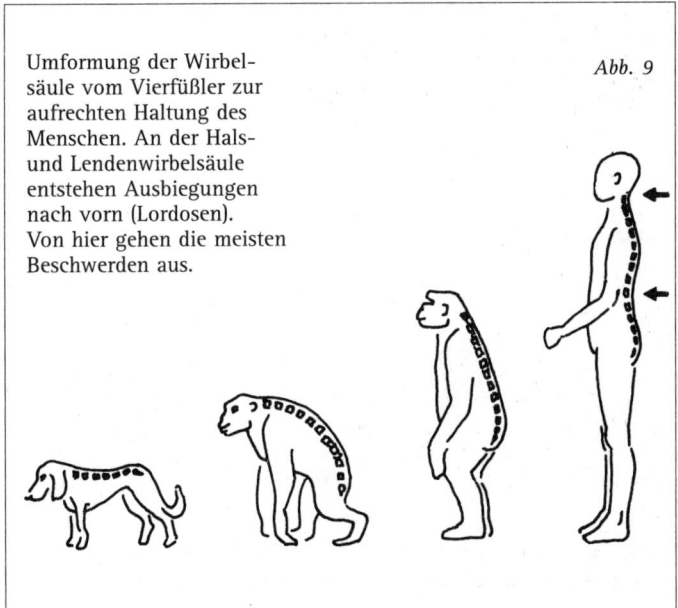

Umformung der Wirbelsäule vom Vierfüßler zur aufrechten Haltung des Menschen. An der Hals- und Lendenwirbelsäule entstehen Ausbiegungen nach vorn (Lordosen). Von hier gehen die meisten Beschwerden aus.

Abb. 9

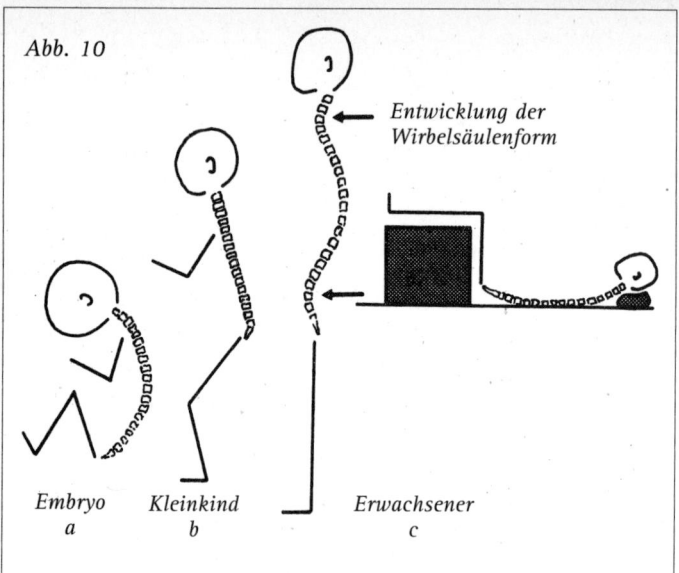

Abb. 10

Entwicklung der Wirbelsäulenform

Embryo   *Kleinkind*   *Erwachsener*
    a   *b*   *c*

a) Beim Embryo ist die Wirbelsäule in allen Abschnitten gleichmäßig nach hinten durchgebogen. Hüft- und Kniegelenke sind stark gebeugt.
b) Die Wirbelsäule als gerader Stab beim Kleinkind. Hüft- und Kniegelenke sind noch leicht gebeugt.
c) Für eine vollständige aufrechte Haltung sind Beschwerden verursachende Einknickungen (Lordosen) an der Hals- und Lendenwirbelsäule nötig.
d) Zurück zur Embryonalhaltung als therapeutisches Prinzip bei Wirbelsäulenbeschwerden.

Bandscheibenschäden werden bei Vierfüßlern im Allgemeinen nicht beobachtet. Die Wirbelsäule einiger Laufvögel, die durch ihre Zweifüßigkeit eine ähnliche Skelettbelastung haben wie der Mensch, zeigen gewisse Parallelen zu den Störungen an der menschlichen Wirbelsäule.

Eine gewisse Disposition zu Bandscheibenschäden findet sich auch bei Dackeln, französischen Bulldoggen und Pekinesen. Hier handelt es sich aber mehr um eine anlagebedingte Minderwertigkeit des Bandscheibengewebes, zu der beim Dackel eine wirbelsäulenbelastende Körperaufbauform noch hinzukommt.

Eine erbliche Belastung bei Entwicklung von Bandscheibenschäden ist auch beim Menschen nicht von der Hand zu weisen. Verschiedene Untersuchungen wiesen eine familiäre Häufung der bandscheibenbedingten Erkrankungen nach. Man macht genetische Faktoren für Qualität und Anordnung der Kollagenfasern im Bandscheibenring verantwortlich.

Nach anderen Untersuchungen treten bei Familienangehörigen der Patienten mit Bandscheibenvorfall öfter Wirbelsäulenbeschwerden auf als bei den Angehörigen gesunder Kontrollpersonen.

Folgen für die Statik

Unteres Ende der Wirbelsäule und oberes Ende der Beine sind durch Gelenkkapseln, Bänder und Muskeln im Becken verankert. Die Aufhängung der Beine erfolgt dabei nicht in Verlängerung der Rumpfachse nach unten gerade, wie es dem aufrechten Gang entsprechen müsste, sondern nach unten vorn als Überbleibsel vom ehemaligen Vierfüßlerstand, bei dem die Extremitäten im rechten Winkel zur Rumpfachse stehen (Abb. 11).

Um beim Zweibeinstand nicht nach vornüber zu kippen, biegt sich die Lendenwirbelsäule nach vorn zur so

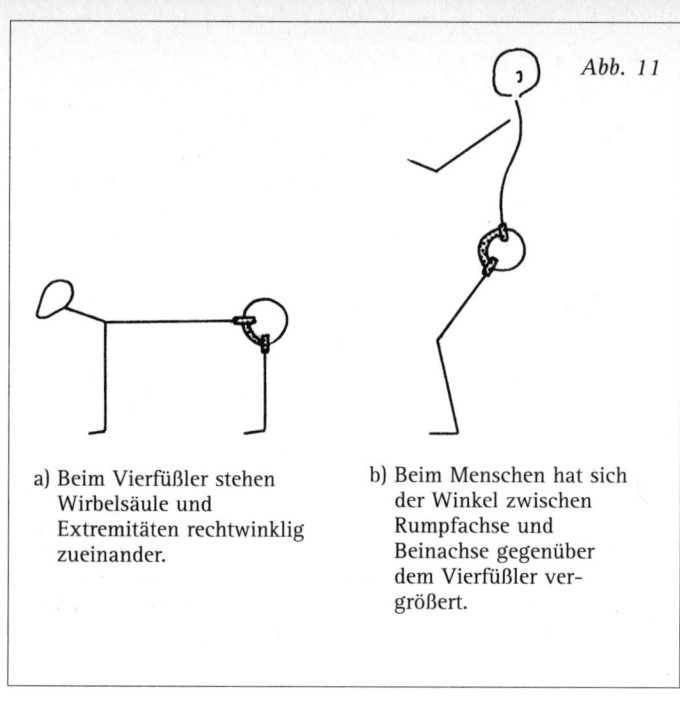

Abb. 11

a) Beim Vierfüßler stehen Wirbelsäule und Extremitäten rechtwinklig zueinander.

b) Beim Menschen hat sich der Winkel zwischen Rumpfachse und Beinachse gegenüber dem Vierfüßler vergrößert.

genannten Lendenlordose. Der Kapselbandapparat und die Muskeln am Becken/Beinübergang haben sich im Laufe der Entwicklung auf eine spannungsfreie Mittelstellung mit entsprechendem Bewegungsspielraum im vorderen unteren Bereich, also bei leichter Hüftbeugung, eingestellt.

Wenn durch mehr Beugung oder Streckung die Kapseln, Bänder oder Muskeln unter Spannung geraten, wird zwangsläufig der untere Teil der Wirbelsäule mitbewegt, und zwar bei Beugung zur Lordoseabflachung bis hin zum Rundrücken und bei Streckung zur Lordoseverstärkung bis zum Hohlkreuz.

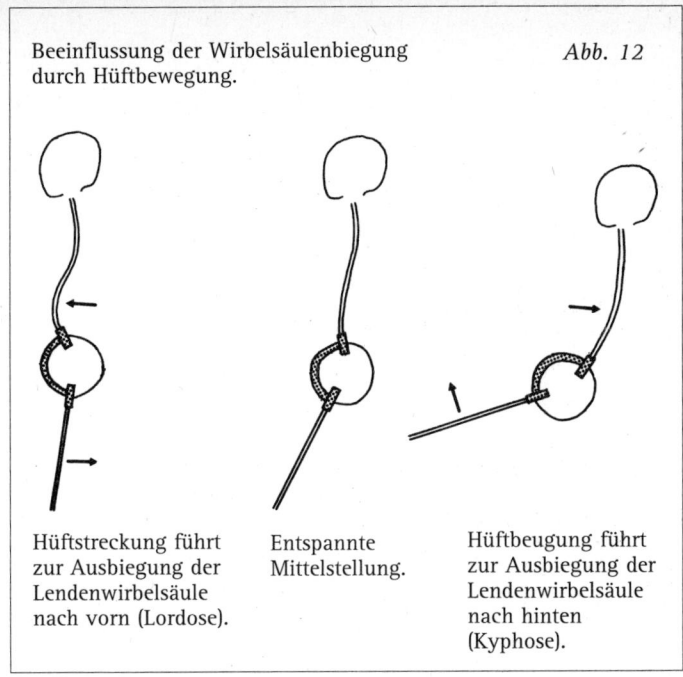

Beeinflussung der Wirbelsäulenbiegung durch Hüftbewegung.

Abb. 12

Hüftstreckung führt zur Ausbiegung der Lendenwirbelsäule nach vorn (Lordose).

Entspannte Mittelstellung.

Hüftbeugung führt zur Ausbiegung der Lendenwirbelsäule nach hinten (Kyphose).

Über den Hebel der Oberschenkel kann man ohne Betätigung der Rumpfmuskeln Einfluss auf die Stellung der Wirbelsäule nehmen. Ein großer Teil der Rückenschulung beruht auf diesem Prinzip.

Wenn verkürzte Muskeln beim untrainierten Menschen dem Lenden-, Becken-, Beinsystem nur wenig Spielraum lassen, setzt der Übertragungsmechanismus von der veränderten Beinstellung auf die Wirbelsäule schon frühzeitig ein, das heißt, es kommt bei geringen Fehlhaltungen zur schädlichen Rundrücken- oder Hohlkreuzbildung.

Auf der anderen Seite ist es möglich, durch krankengymnastische Übungen bestimmte Muskeln und Bänder so weit zu dehnen und zu mobilisieren, dass das LBB-System einem fehlerhaften Verhalten gegenüber toleranter ist und nicht so schnell mit einer Fehlhaltung reagiert.

Zu viel Belastung – zu wenig Entlastung

Bei unserem täglichen Bewegungsablauf stehen lang anhaltende Belastungsphasen keinen oder nur kurzen Entlastungsphasen gegenüber.

Am geringsten ist der Belastungsdruck in Seit- und Rückenlage bei angewinkelten Beinen. Schon wenn man die Beine streckt, erhöht sich die Belastung der Lendenwirbelsäule durch Hohlkreuzbildung. Zur Entlastungsphase mit Flüssigkeitsaufnahme von Ernährungsstoffen in die Bandscheibe gehört noch die entlastende Sitzhaltung mit Schrägstellung der Rückenlehne um 45 Grad. Bei etwa 80 kg Belastungsdruck findet die Umkehr des Flüssigkeitsstromes an den Bandscheibengrenzen statt. Es wird nur noch Flüssigkeit abgegeben, die Bandscheiben werden ausgepresst. Dies um so mehr, je höher der Druck ist, der auf die Bandscheiben einwirkt. Beim aufrechten Stehen in gerader Haltung beträgt der Bandscheibenbelastungsdruck etwa 100 kg. Neigt man sich leicht nach vorn, so steigt er schon auf 130 kg und steigert sich weiter, je höher die Gewichte sind, die man anhebt bzw. trägt.

In aufrechter Sitzhaltung mit gerade gestellter Rückenlehne ist der Bandscheibenbelastungsdruck größer als im Stehen. Wenn man sich im Sitzen nach vorne neigt und die Arme nicht aufstützt, steigert sich der Druck auf 175 kg. Die Flüssigkeitsabgabe aus der Bandscheibe ist proportional dem Druckgefälle. Das heißt, bei starker an-

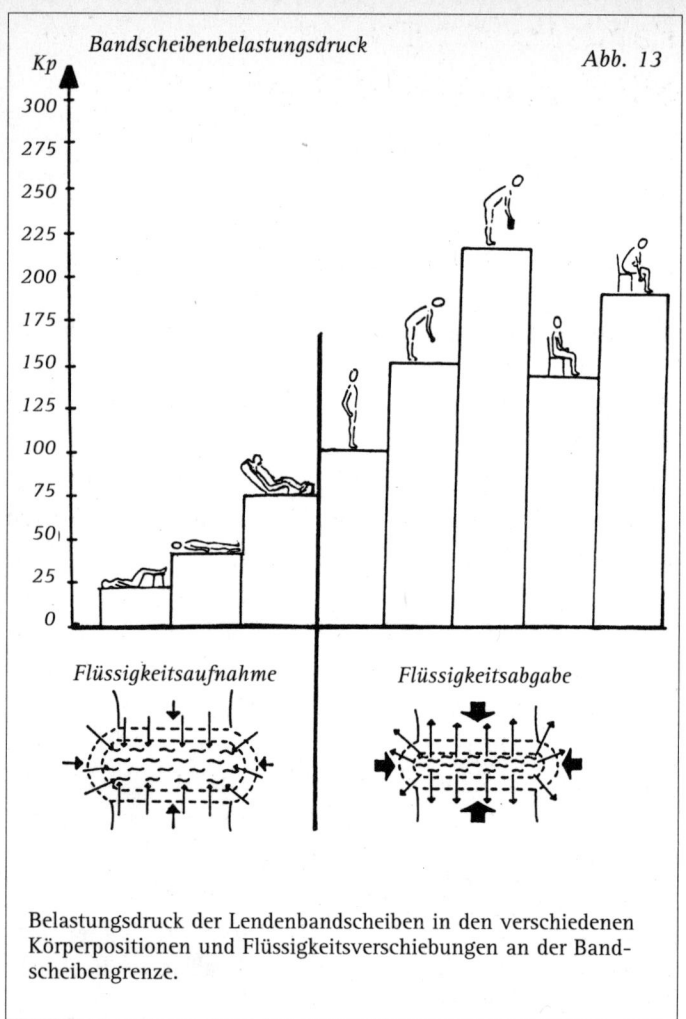

Belastungsdruck der Lendenbandscheiben in den verschiedenen Körperpositionen und Flüssigkeitsverschiebungen an der Bandscheibengrenze.

haltender Belastung, wie z. B. nach längeren Sitzperioden, werden die Bandscheiben ausgepresst, die Ernährungslage im Bandscheibenzentrum verschlechtert sich.

Bandscheibenbedingte Krankheitsbilder der Lendenwirbelsäule

Hexenschuss, Ischias

Pathologisch-anatomische Untersuchungen haben gezeigt, dass die Bandscheiben des Menschen besonders in den unteren Abschnitten der Hals- und Lendenwirbelsäule schon frühzeitig Abnutzungserscheinungen zeigen. Neben der schlechten Versorgungslage des Bandscheibengewebes ist auch die Disposition für das Auftreten von Bandscheibenschäden verantwortlich.

▪ Unzureichend versorgte Bandscheibenzellen produzieren minderwertiges Stützgewebe, das besonders im Bandscheibenring rissig, mürbe und locker wird.
▪ Unsere Quelldruckprüfungen haben gezeigt, dass Quellkraft und Ausdehnungsdruck des Gallertkernes jedoch noch relativ lange erhalten bleiben.

Im mittleren Lebensabschnitt haben wir die biomechanische Konstellation eines bereits rissig gewordenen Bandscheibenringes bei noch erhaltener Quellkraft des Gallertkernes.
Die Folge: Es treten Höhenminderungen im Zwischenwirbelabschnitt, Bandscheibenlockerungen und Verlagerungen von Bandscheibengewebe mit Beschwerden auf.

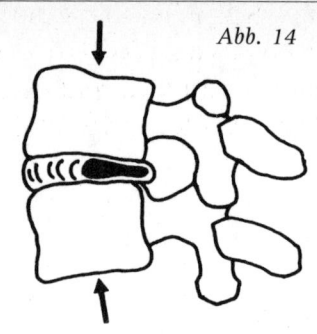

Abb. 14

Seitenansicht eines
Bewegungssegmentes mit
Vorwölbung der Bandscheibe
nach hinten.

Abb. 15

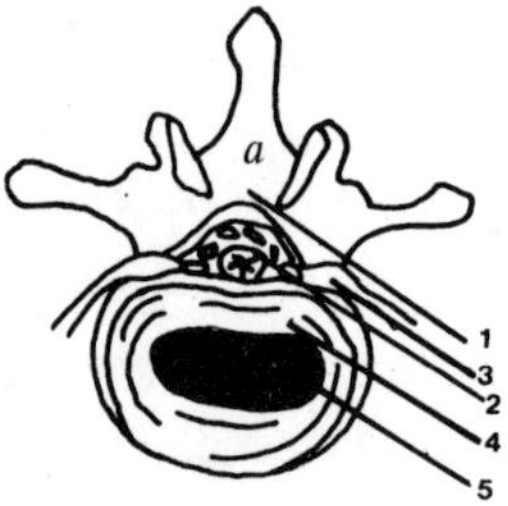

a) *Normalansicht einer
   lumbalen Bandscheibe:*
1. *Wirbelbogen*
2. *Rückenmarkausläufer*
3. *Nervenwurzel*
4. *Bandscheibenring*
5. *Gallertkern*

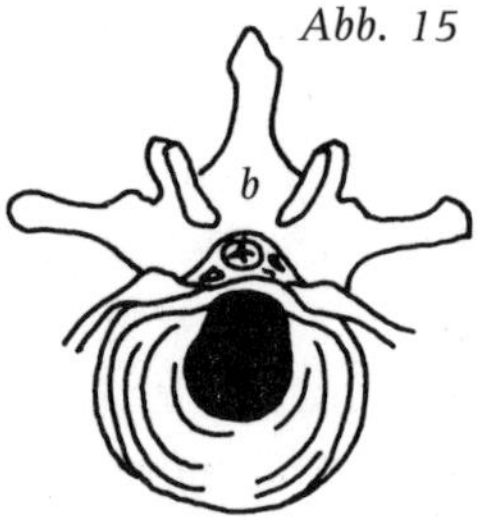

b) Vorwölbung der
   Bandscheibe nach hinten
   mit Druck auf den hinteren Bandscheibenring
   Hexenschuss (Lumbago).

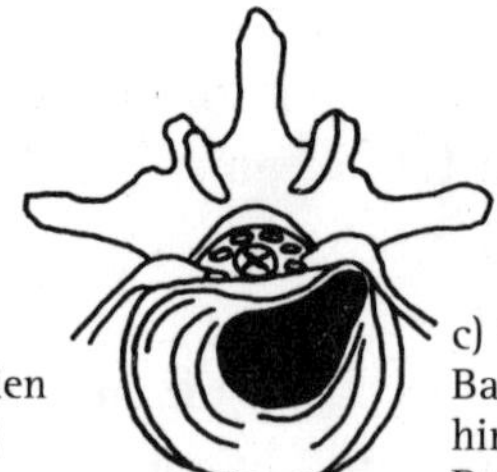

Querschnitt eines lumbalen
Bewegungssegmentes (a)
mit Bandscheibenvorfall
nach hinten (b) und hinten
seitlich (c).

c) Vorwölbung der
   Bandscheibe nach
   hinten seitlich mit
   Druck auf die
   Nervenwurzeln:
   Ischias.

■ Schon bei relativ geringfügigen Anlässen, wie z. B. beim Bücken oder bei einer Drehbewegung des Rumpfes unter Belastung, kann der Bandscheibenring ganz einreißen und Bandscheibengewebe kann sich nach außen verlagern.

■ Klinisch bedeutsam ist die Vorwölbung (Protrusion) oder der Vorfall (Prolaps) von Bandscheibengewebe nach hinten bzw. hinten seitlich im Bereich der Lendenwirbelsäule.

■ Die Verlagerung des Gallertkernes nach hinten findet vor allem bei der angestrengten Rumpfvorbeugung mit Vorderkantenbelastung des Bewegungssegmentes statt.

Beim Hexenschuss (Lumbago) mit plötzlich auftretenden Kreuzschmerzen ohne Ausstrahlung ins Bein handelt es sich um Verschiebungen innerhalb der Bandscheibe (Dérangement interne) oder um eine Verlagerung von Bandscheibengewebe nach hinten, wo es auf die schmerzempfindliche hintere Bandscheibenbegrenzung drückt. Ein mehr seitlich gelegener Bandscheibenvorfall engt das Zwischenwirbelloch ein und drückt auf Nervenwurzeln.

■ Es resultieren Nervenwurzelreizerscheinungen, die sich subjektiv durch ausstrahlende Schmerzen in das Bein bemerkbar machen. Die Diagnose lautet dann Ischiassyndrom (Lumboischialgie) bzw. Wurzelreizerscheinungen mit Angabe des Segments, z. B. L5 oder S1.

■ Weitere Symptome dieser Krankheitsbilder sind schmerzhafte Bewegungseinschränkung des betroffenen Wirbelsäulenabschnitts mit Fehlhaltung und Muskelverspannung.

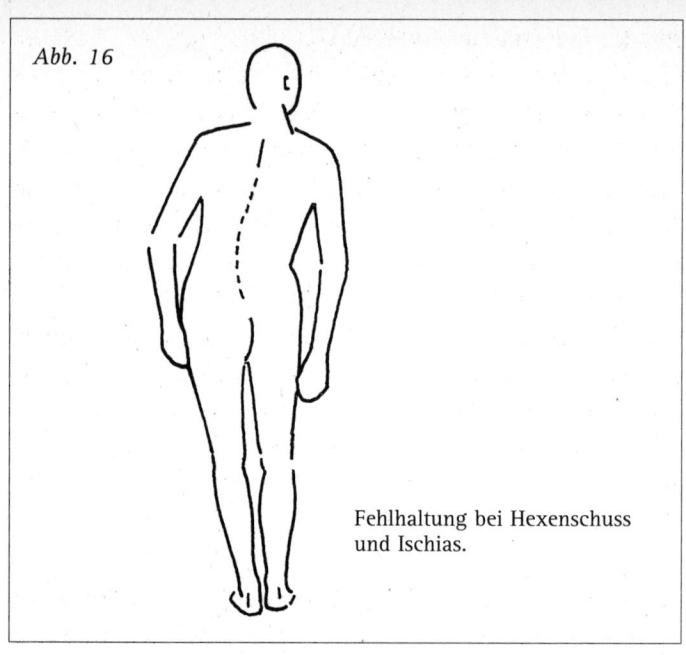

Abb. 16

Fehlhaltung bei Hexenschuss und Ischias.

■   Je nachdem welche Nervenwurzel betroffen ist, finden sich Reflexausfälle und Empfindungsstörungen in den betroffenen Abschnitten des Beines. Die Muskelverspannungen lösen erneute Schmerzen aus, sodass sich der Kreis Schmerz – Muskelkrampf – Schmerz schließt (Circulus vitiosus).

Bandscheibenlockerung, Muskelschmerzen

Nicht alle Schmerzen, die vom Bewegungssegment ausgehen, werden durch Verlagerung von Bandscheibengewebe hervorgerufen. Auch Elastizitäts- und Volumenänderungen der Bandscheiben können Beschwerden verursachen. Elastizitätsverlust der Fasern und Wasserverarmung des Bandscheibengewebes rufen die häufigste Leistungsstörung im Bewegungssegment hervor: die Bandscheibenlockerung, welche sowohl an der Hals- als auch an der Lendenwirbelsäule möglich ist. In ihren Anfangszuständen wird die Gefügelockerung im Zwischenwirbelabschnitt bei gewohnter Wirbelsäulenbelastung durch die Rumpfmuskeln ausgeglichen. Sind jedoch die Leistungsreserven der Muskeln erschöpft, kommt es zu Muskelinsuffizienzerscheinungen in Form von dumpfen, schlecht lokalisierbaren Rückenschmerzen. In den Randgebieten der Rückenstreckmuskeln lassen sich dann druckempfindliche Muskelhärten nachweisen.

Die Rücken- und Nackenmuskeln gehören zu den am wenigsten trainierten Muskelgruppen unseres Körpers, obwohl ihnen beim Sitzen, Stehen, Bücken und Tragen große Dauerleistungen abverlangt werden.

Die relative Leistungsschwäche der Rumpf- und Schulternackenmuskeln kann selbst bei Leistungssportlern einen Störfaktor für die Funktion eines Bewegungssegmentes darstellen. Unvorhergesehene, schlecht kontrollierte Bewegungen können nicht mehr von der Muskulatur abgefangen werden. Durch falsche Verteilung der auf Wirbelgelenk und Bandscheibe treffenden Kräfte können bestimmte Anteile des Bewegungssegmentes großen Druck- und Zugwirkungen ausgesetzt sein. Außerdem wird hiermit die Verlagerung von Bandscheibengewebe begünstigt.

Facettensyndrom – Beschwerden, die von den Wirbelgelenken ausgehen

Neben den Muskeln werden auch die Wirbelgelenke durch die Lockerung der Bandscheiben überbeansprucht. Die reichlich mit Schmerzfühlern versorgte Kapsel des Wirbelgelenkes wird bei plötzlichen unkoordinierten Rumpfbewegungen infolge fehlender Bremswirkung der Bandscheibe gezerrt und es treten heftige Rückenschmerzen auf. Wie bei jeder Gelenkzerrung kommt es zu schmerzhaften Spannungen der für das betreffende Gelenk zutreffenden Muskeln. Die von den Wirbelgelenken (Facetten)

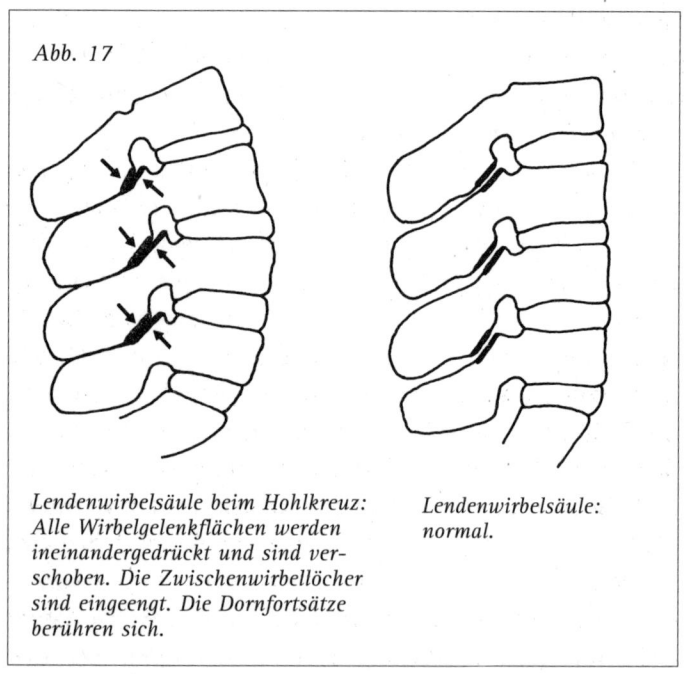

Abb. 17

Lendenwirbelsäule beim Hohlkreuz: Alle Wirbelgelenkflächen werden ineinandergedrückt und sind verschoben. Die Zwischenwirbellöcher sind eingeengt. Die Dornfortsätze berühren sich.

Lendenwirbelsäule: normal.

ausgehenden Beschwerden, die sich bei Rückneigung des Rumpfes und Hohlkreuzbildung verstärken, werden auch als Facettensyndrom bezeichnet. Die Schmerzen können auch teilweise ins Bein ausstrahlen.

Kreuzschmerzen durch zu langes Liegen

Abnorme Volumenänderungen im Zwischenwirbelabschnitt, die sich in relativ kurzer Zeit entwickeln, können ebenfalls zu klinischen Erscheinungen führen. Das Bandscheibenvolumen, das heißt die variable Höhe des Zwischenwirbelraumes, bewegt sich unter normalen Bedingungen innerhalb bestimmter Grenzen. Alle Bestandteile des Bewegungssegmentes, auch die Muskeln, sind diesen Volumenschwankungen angepasst.

Eine rasch ablaufende Höhenminderung des Zwischenwirbelabschnittes ergibt sich durch stärkere Flüssigkeitsverschiebungen zwischen der Bandscheibe und ihrer Umgebung. Bei längerer Entlastung der Wirbelsäule kann es zu einer übermäßigen Flüssigkeitsaufnahme in den Bandscheibeninnenraum kommen. Diese sind dann prall gefüllt, wölben sich gegen das hintere Längsband vor und setzen die Kapseln der Wirbelgelenke unter vermehrte Spannung. Es treten tiefe Rückenschmerzen im unteren LWS-Bereich auf, die besonders häufig in den Morgenstunden einsetzen. Vielfach setzen diese Schmerzen ein, wenn die Patienten gezwungen sind, aus anderen Gründen mehrere Tage lang flach zu liegen. Andere Patienten berichten, dass sie vor allem am Sonntagmorgen, wenn sie

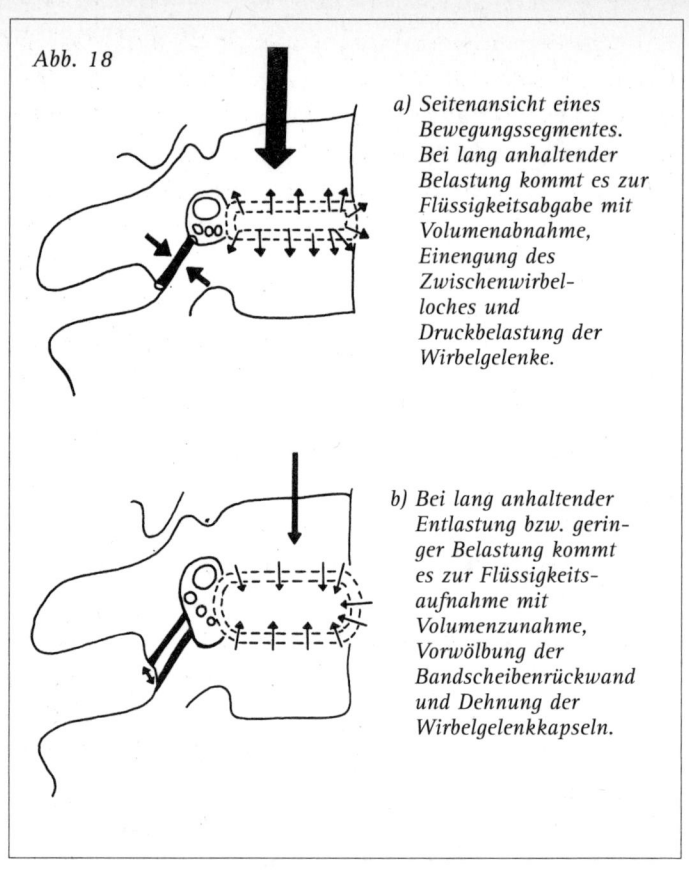

Abb. 18

a) Seitenansicht eines Bewegungssegmentes. Bei lang anhaltender Belastung kommt es zur Flüssigkeitsabgabe mit Volumenabnahme, Einengung des Zwischenwirbelloches und Druckbelastung der Wirbelgelenke.

b) Bei lang anhaltender Entlastung bzw. geringer Belastung kommt es zur Flüssigkeitsaufnahme mit Volumenzunahme, Vorwölbung der Bandscheibenrückwand und Dehnung der Wirbelgelenkkapseln.

länger im Bett liegen, Kreuz- oder Nackenbeschwerden bekommen, die nach dem Aufstehen wieder verschwinden. Auch Raumfahrer haben nach längerem Aufenthalt im schwerelosen Raum Rückenbeschwerden. Ihre Bandscheiben haben sich ausgedehnt, was sich auch an einer Zunahme der Körperlänge von durchschnittlich 3–4 cm nachweisen ließ.

■   Zusammenfassend kann man feststellen, dass für den bandscheibenbedingten Schmerz eine gewisse Positionsabhängigkeit charakteristisch ist. Bei geschädigter Bandscheibe – nach dem 20. Lebensjahr kann man bei jedem Menschen damit rechnen, dass eine solche vorliegt – können alle Extremhaltungen Beschwerden hervorrufen. Bei Rumpfvorneigung und Belastung verlagert sich der Gallertkern nach hinten und drückt auf die Nerven. Folge: Hexenschuss, Ischias. Bei Rumpfrückneigung werden die Wirbelgelenke unter Druck gesetzt und ihre Gelenkkapseln gezerrt. Folge: Kreuzschmerz als Facettensyndrom. Langes Stehen, Sitzen und Tragen drücken Bandscheibe und Wirbelgelenke gleichermaßen zusammen. Auf der anderen Seite lässt längeres Liegen die Bandscheibe aufquellen, was wiederum zu Beschwerden führen kann.

Die wesentlichsten Prinzipien der Rückenschule lauten deswegen, das Bewegungssegment immer in Bewegung zu halten (Grundregel 1: Bewege dich) und Verbiegungen unter Belastung zu vermeiden (Grundregel 2: Halte den Rücken gerade).

Röntgen, Computertomographie und MRT

Vorgänge innerhalb der Bandscheibe sind im Röntgenbild nicht darzustellen, weil es sich um Veränderungen im röntgenologisch transparenten Gewebe handelt. Röntgenaufnahmen bei bandscheibenbedingten Beschwerden dienen in erster Linie zum Ausschluss von Fehlbildungen, Tumoren und Entzündungen der Wirbel. Am Anfang eines Bandscheibenleidens ist das Röntgenbild meist normal. Verdichtungen und Randzacken an den Wirbeln (Spondylose und Osteochondrose) sind nicht Symptome aktueller Beschwerden, sondern Ausdruck früher durchgemachter Lockerungen im vorderen Bandscheibenabschnitt und lassen sich im Übrigen bei fast allen Menschen früher oder später feststellen.

■ Besteht Verdacht auf einen Bandscheibenvorfall, hat man die Möglichkeit, Lokalisation und Ausmaß des verlagerten Bandscheibengewebes mit der Computertomographie (CT) oder im MRT darzustellen.

Das Computertomogramm (CT) stellt eine Serie von Röntgenschichtaufnahmen dar, die computergesteuert zusammengesetzt sind. Man erhält damit einen Einblick in das Bewegungssegment in einer Ebene, die den üblichen Röntgenverfahren bisher nicht zugänglich war. Das heißt, man sieht von oben auf die Bandscheibe und den dahinter liegenden Wirbelkanal. Bandscheibenvorwölbungen mit Bedrängungen des Durasackes und der Nervenwurzeln sind so genau zu erkennen. Weil nicht punktiert werden muss, handelt es sich beim CT um eine so genannte nicht-invasive (nicht eindringende) diagnostische Maßnahme, die auch ambulant durchgeführt werden kann.

Trotz der immer besser werdenden Darstellung kann die Diagnose und Lokalisation des Bandscheibenvorfalls mit dem CT nicht immer eindeutig geklärt werden, vor allem wenn der klinische Untersuchungsbefund mit dem CT nicht übereinstimmt. In diesen Fällen muss zusätzlich eine Myelographie durchgeführt werden.

Mit dem MRT besteht eine Möglichkeit, das Körperinnere ohne Röntgenstrahlen in allen Ebenen sichtbar zu machen.

Der ganze Patient wird in ein Magnetfeld gelegt, in dem sich die Kerne einiger Atomsorten wie z. B. die des Wasserstoffs – ähnlich wie eine Kompassnadel – parallel oder antiparallel zum äußeren Magnetfeld ausrichten.

Der unterschiedliche Wassergehalt einzelner Organe ergibt eine Kontrastdarstellung, mit der man z. B. einen Bandscheibenvorfall und degenerative Veränderungen im Bandscheibeninnenraum erkennen kann. Der besondere Vorteil liegt in der völligen Ungefährlichkeit des Verfahrens.

Grundzüge der Behandlung: Stufenlage, Schwitzen, Strecken, Manuelle Therapie

Eine Reihe allgemeiner therapeutischer Maßnahmen wie Bettruhe, Wärme, Massage, Elektrotherapie und Gabe von Schmerzmitteln greifen in irgendeiner Form in den Kreislauf – Schmerz – Verspannung – Schmerz ein und führen in leichteren Fällen allein zur Beschwerdefreiheit. Eine entscheidende Rolle spielt dabei die geeignete Lagerung.

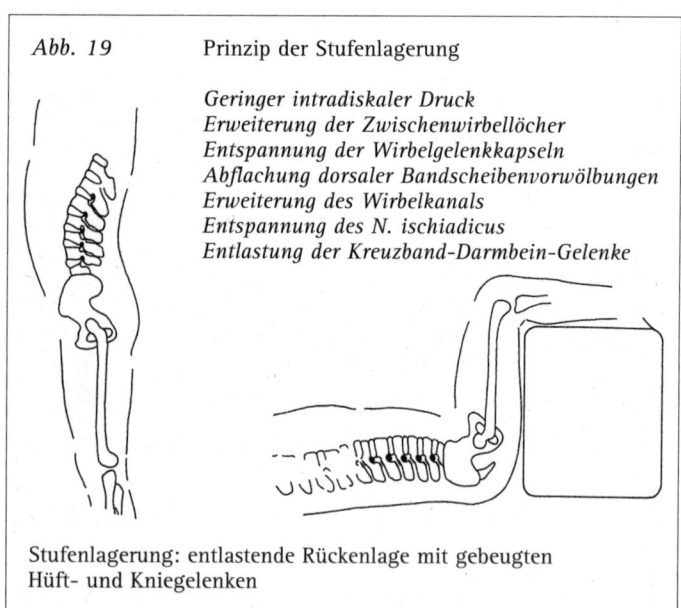

Abb. 19 Prinzip der Stufenlagerung

Geringer intradiskaler Druck
Erweiterung der Zwischenwirbellöcher
Entspannung der Wirbelgelenkkapseln
Abflachung dorsaler Bandscheibenvorwölbungen
Erweiterung des Wirbelkanals
Entspannung des N. ischiadicus
Entlastung der Kreuzband-Darmbein-Gelenke

Stufenlagerung: entlastende Rückenlage mit gebeugten Hüft- und Kniegelenken

Stufenlage

Die meisten bandscheibenbedingten Schmerzzustände beruhen auf den Folgen der Vertikalbelastung (Bandscheibenerniedrigung, seitliches Hervortreten von Bandscheibenmaterial mit Nerveneinklemmung) und erfordern Entlastung und Ruhigstellung in Form von Bettruhe. Die Bandscheiben der Lendenwirbelsäule sind in der Horizontallagerung mit Abflachung der Lendenlordose (Hohlkreuz) durch Anwinkelung der Hüft- und Kniegelenke am wenigsten belastet. Mit der Abflachung der Lendenlordose werden auch die Zwischenwirbellöcher erweitert, die Nervenwurzeln werden freigegeben. Der Bandscheibeninnendruck ist in dieser Lagerung am geringsten. Die Unterlage muss eben sein und darf sich bei Belastung nicht durchbiegen. In Rückenlage legt man die Beine entweder auf mehrere zusammengelegte Decken und Kissen oder am besten auf einen Schaumgummiwürfel, der in seiner Kantenlänge der Oberschenkellänge entspricht. In Seitlage werden Hüft- und Kniegelenke möglichst ebenfalls bis zum rechten Winkel angebeugt. Damit es nicht zu einer Kippung des Beckens kommt, sollten Kissen die Taille (soweit vorhanden) ausgleichen. Ein weiches Kissen zwischen den Beinen verhindert eine Beckenverdrehung.

■ Die Einhaltung strenger Bettruhe in Rücken- oder Seitenlage mit angewinkelten Hüft- und Kniegelenken über mehrere Tage und in schweren Fällen über Wochen stellt eines der wirksamsten konservativen Behandlungsmittel bei Beschwerdezuständen dar, die durch Verlage-

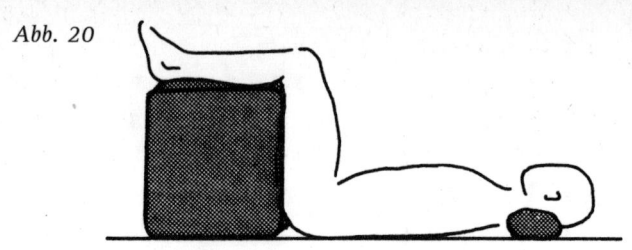

Abb. 20

Stufenlage, Seitlage. Geeignete Lagerung bei starken Kreuz-schmerzen. Ein Schaumgummiwürfel, ein großes Kissen oder eine zusammengerollte Decke liegt unter dem Knie.
Hüft- und Kniegelenke sind gebeugt. In Seitlage sind ebenfalls Hüft- und Kniegelenke gebeugt.

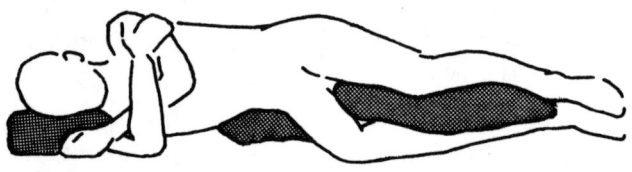

Kissen befinden sich unter dem Kopf, in der Taille (soweit vorhanden) und zwischen den Beinen, damit Kopf, Körper und Beine gerade liegen.

rung von Bandscheibengewebe, Verklemmung von Wirbelgelenkfacetten und Bandscheibenlockerung hervorgerufen werden.

Schwitzen

Wärme wird bei Patienten mit bandscheibenbedingten Beschwerden in jeder Form als wohltuend empfunden. Kälte wirkt auch ohne zusätzliche mechanische Momente beschwerdeauslösend.

Patienten, die an chronischen Kreuzschmerzen und Ischiasbeschwerden leiden, vermeiden deswegen jede Art von Unterkühlung und schaffen sich warme Unterwäsche und Leibbinden an. Auch das regelmäßige Saunen ist empfehlenswert.

Als wohltuend, wärmend und schmerzlindernd werden äußere Anwendungsmittel wie ABC-Pflaster, Einreibemittel mit ätherischen Ölen empfunden.

▪ Für die ambulante Behandlung sind heiße Bäder und Wärmepackungen besonders vor der Streckbehandlung und vor den krankengymnastischen Übungen zu empfehlen.

Für diese Anwendung gibt es gebrauchsfertige Kompressen mit fein gemahlenem schwefelhaltigem Jura-Fango-Posidonienschiefer (Fapack), die nach Erwärmung in heißem Wasser von 50–60 Grad Celsius etwa 30 Minuten auf den Rücken gelegt werden.

▪ Wärmeanwendungen während der stationären Behandlung mit strenger Bettruhe sollten – wenn überhaupt – nur mit Fangopackungen erfolgen, die unter den Rücken des Patienten geschoben werden, ohne diesen allzusehr zu bewegen. Auf keinen Fall darf die Wärme in flacher Bauchlage appliziert werden, wie dies vielfach bei der Lichtkastenanwendung geschieht, weil diese Position mit Hohlkreuzbildung der Lendenwirbelsäule beschwerdeauslösend wirkt.

Strecken

Wenn der Patient in der Stufenlagerung einigermaßen schmerzfrei geworden ist und sich seine Muskulatur durch die Wärme aufgelockert hat, ist zunächst der Teufelskreis Schmerz – Muskelverspannung – Schmerz durchbrochen. In dieser Phase kann der Versuch einer kausalen Therapie (Ursachenbehandlung) durch Strecken unternommen werden.

Das Ziel dieser Behandlung besteht im wesentlichen darin, das nach außen verlagerte Bandscheibengewebe zurückschlüpfen zu lassen. Dazu muss der Druck in der Bandscheibe durch Auseinanderziehen des Bewegungssegmentes verringert werden. Ein weiteres Ziel besteht darin, die ineinander geschobenen Wirbelgelenkfacetten wieder auseinander zu ziehen.

■ Es gibt verschiedene Möglichkeiten, die Wirbelsäule zu strecken: Aushängen am Türrahmen, Teppichklopfstange, Schrägbrett, elektromechanische Extension oder aber durch Aufhängen an den Füßen.

Für die ambulante Behandlung hat sich eine relativ einfache Streckvorrichtung bewährt: die Streckbandage. Die Streckbandage besteht aus einem 10 cm breiten Kunststoffgürtel, der um die Taille geschnürt wird und den Beckenkämmen aufsitzt. Seitlich sind verstellbare Griffe angebracht. Durch Herunterdrücken der Griffe stemmt sich der Patient an seinem Becken ab und übt somit einen Zug auf den unteren Abschnitt der Wirbelsäule in Längsrichtung aus.

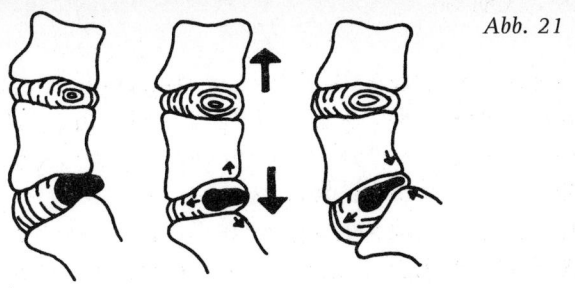

Bandscheiben vor, während und nach erfolgreichem
Strecken: der nach hinten verlagerte Gallertkern schlüpft
wieder ins Zentrum zurück.

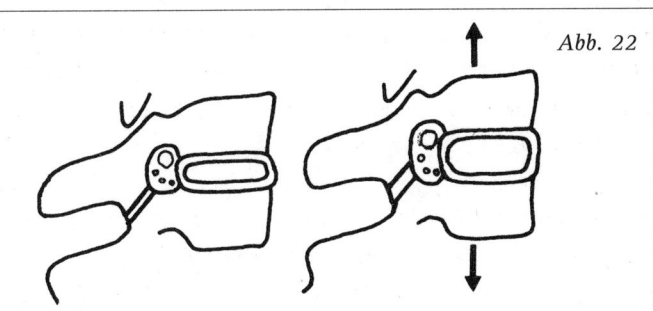

Bewegungssegment vor und nach dem Strecken:
der Zwischenwirbelabschnitt erweitert sich, das Zwischenwirbelloch wird größer, und die Nerven haben mehr Platz.
Die Wirbelgelenkfacetten werden entlastet.

   Die bei Betätigung der Streckbandage auftretenden
Zugkräfte wurden bei Bandscheibenpatienten gemessen.
Sie betrugen bei Frauen durchschnittlich 57 kg und bei
Männern 112 kg, das heißt, der Mensch ist ohne weiteres
in der Lage, mit einer Streckbandage das Gewicht seines
Oberkörpers auch für längere Zeit hochzustemmen und

somit die Bandscheiben der Lendenwirbelsäule auch im Stehen zu entlasten. Die optimale Streckwirkung wird bei leicht gebeugtem Ellenbogengelenk erzielt.

Durch das Strecken mit der Bandage wird der Belastungsdruck im Zwischenwirbelabschnitt verringert und eventuell vorgestülpte oder vorgefallene Bandscheibenteile können an ihren ursprünglichen Ort zurückschlüpfen. Das gelingt am besten beim Strecken in Stufenlagerung. Schmerzen und Zwangshaltung sind oft schlagartig zu beheben, wenn sich der Patient schon bei Beginn der

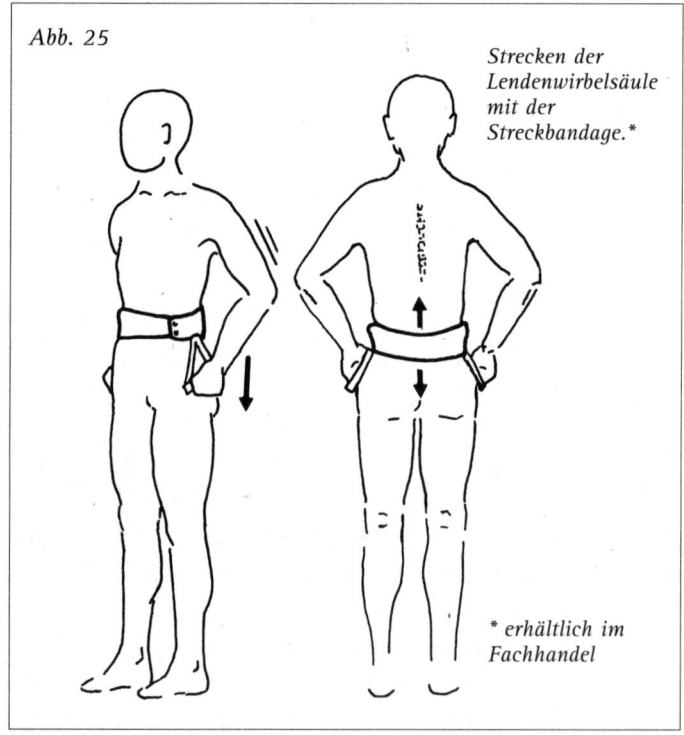

Abb. 25

Strecken der Lendenwirbelsäule mit der Streckbandage.*

* erhältlich im Fachhandel

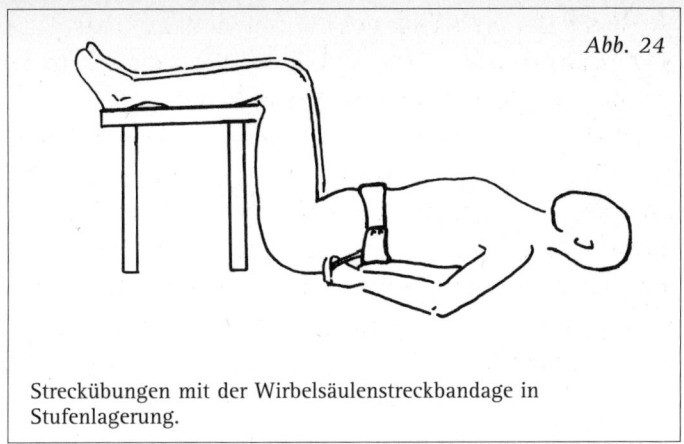

Abb. 24

Streckübungen mit der Wirbelsäulenstreckbandage in Stufenlagerung.

Beschwerden, so z. B. nach einem »Verheben«, streckt und der Teufelskreis Schmerz – Fehlhaltung – Schmerz gar nicht erst in Gang kommt.

▪ Mit der Streckbandage ist dem Bandscheibenpatienten, der immer wieder von Kreuzschmerz und Ischiasattacken nach falschen Bewegungen heimgesucht wird, eine Möglichkeit zur wirkungsvollen Frühbehandlung gegeben, besonders in Situationen, in denen er nicht sofort seinen behandelnden Arzt aufsuchen kann, wie z. B. auf Reisen.

Bei vielen Patienten treten die Rückenschmerzen mit der typischen Schiefhaltung des Rumpfes erst nach längerem Gehen, Stehen oder Sitzen auf. Wenn die Betroffenen keine Gelegenheit haben, ihre Wirbelsäule durch Hinlegen oder Schrägstellung des Rumpfes beim Sitzen zu entlasten, sollten sie sich mithilfe der Streckbandage am Becken abstützen.

■   Auch bei längeren Sitzperioden, wie z. B. als Beifahrer im Auto, ist eine Entlastung der Wirbelsäule durch Abstemmen an der Streckbandage möglich.

Manuelle Therapie

Bei der so genannten manuellen Therapie (Chiropraxis »Einrenken«) nimmt ein Behandler, d. h. entweder der Arzt oder ein Physiotherapeut, das Strecken vor.

Man begegnet immer wieder Patienten, deren Hexenschuss oder Ischiasanfall mit einem einzigen Handgriff beseitigt worden ist. In diesen Fällen kam es durch die Manipulation, meistens in Verbindung mit kurzer starker Streckung der Wirbelsäule, zur Rückverlagerung des Bandscheibengewebes oder zur Korrektur der Wirbelgelenkfehlstellung.

■   Diese Technik sollte nur geübten Therapeuten überlassen bleiben, denn die Bandscheibe kann sich dabei auch weiter verschieben, sodass die Schmerzen eher stärker werden und Lähmungen auftreten. Außerdem kann durch wiederholte Mobilisation das auftreten, was wir verhindern wollen: die Bandscheiben- bzw. Segmentlockerung.

Lokale Injektionsbehandlung

Wenn die großen »S«: Schwitzen – Strecken – Stufenlagerung, eventuell unterstützt durch schmerzstillende Medikamente und Elektrotherapie, nicht zum Erfolg führen und der Patient immer noch an starken Kreuz- und Ischiasschmerzen leidet, muss eine weiterführende Behandlung

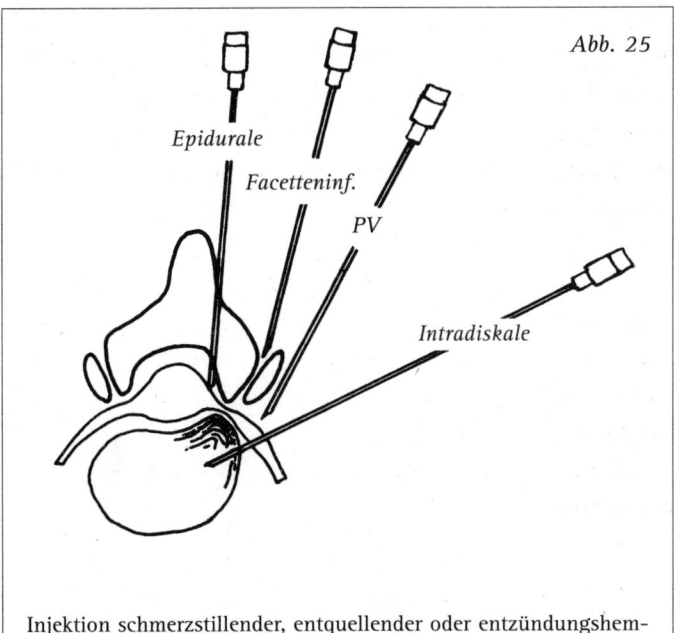

Abb. 25

Epidurale

Facetteninf.

PV

Intradiskale

Injektion schmerzstillender, entquellender oder entzündungshemmender Mittel an den Entstehungsort des Krankheitsgeschehens. Epidural in den Wirbelkanal; Facetteninfiltration in das Wirbelgelenk; paravertebrale Injektion (PV) an die gereizte Nervenwurzel und intradiskale Injektion in die Bandscheibe.

in Erwägung gezogen werden. Falls nicht sofort eine Indikation zur Operation wegen fortschreitender Lähmung gegeben ist, besteht noch die Möglichkeit, durch eine lokale Injektionsbehandlung einen entscheidenden Einfluss auf das Krankheitsgeschehen zu gewinnen. Durch die Injektion schmerzstillender, entzündungshemmender und entquellender Mittel an den Ort des Geschehens, das heißt, zum Schmerzausgangspunkt im Bewegungssegment, gewinnt man einen unmittelbaren Einfluss auf die Primärstörung, ohne den Gesamtorganismus mit Medikamenten zu belasten und zu überschwemmen. In Abb. 25 sind die lokalen Injektionen aufgeführt, die sich bei der Behandlung bandscheibenbedingter Beschwerden an der Lendenwirbelsäule bewährt haben.

Bei der epiduralen Injektion wird ein entzündungshemmendes entquellendes Mittel in den Raum zwischen Nervenwurzel und Bandscheibenvorwölbung injiziert. Damit

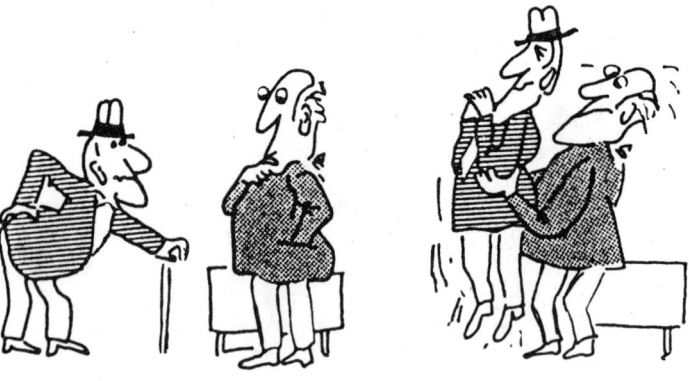

gewinnt man Einfluss auf den Schwellungszustand der Nervenwurzel und das umgebende Gewebe und erreicht eine relative Erweiterung des Wirbelkanals.

Diese Injektion hat sich auch deswegen bei allen Formen der Wirbelkanaleinengung (Spinalkanalstenose) bewährt.

Die Facetteninfiltration zielt auf die Wirbelgelenke bzw. deren Gelenkkapseln. Hiermit werden alle Beschwerden behandelt, die durch Überdehnung der Wirbelgelenkkapseln z. B. bei der Bandscheibenlockerung hervorgerufen werden.

Die wirbelsäulennahen Injektionen, wie die paravertebralen Spinalnervanalgesien (PV) und die epiduralen Injektionen, neuerdings in Form der epidural/perineuralen Injektionen, zeichnen sich durch die Verwendung geringer Mengen niedrig konzentrierter Lokalanästhetika u. U. unter Zumischung geringfügiger Mengen von Kortison aus. Entscheidend ist die Injektion an die richtige

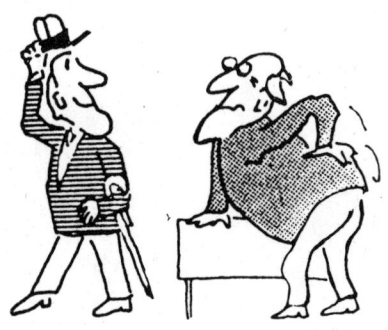

Stelle, sodass in der Tat nur ein Tropfen ausreicht, um das lokale Schmerzgeschehen zu beeinflussen. Normalerweise gelingt es diesem Tropfen, aufgrund der anatomischen Orientierungspunkte mit bestimmten Winkelstellungen für die Nadel, an den Ort zwischen Bandscheibe und Nervenwurzel zu dringen. Bei schwierigen anatomischen Verhältnissen kann man ausnahmsweise ein CT zur Kontrolle der Nadellage verwenden.

Die bisher genannten Injektionen werden mit ganz dünnen Einwegkanülen durchgeführt und bereiten nicht mehr Schmerzen als z. B. eine Blutabnahme.

■ Nach der Injektion sollte der Patient mindestens eine halbe Stunde ruhen und unter Aufsicht des Pflegepersonals bleiben, falls Kreislauf- oder Unverträglichkeitsreaktionen auftreten. Außerdem kann durch das örtliche Betäubungsmittel das Bein vorübergehend lahm werden, sodass der Patient nicht gehfähig ist. Dass man nach solchen Injektionen, wie überhaupt nach jeder medikamentösen Schmerzbehandlung, für mehrere Stunden nicht fahrtüchtig ist, versteht sich von selbst.

Bei der intradiskalen Injektion wird das Medikament – ein entquellendes Mittel – direkt in die Bandscheibe injiziert. Die Bandscheibenvorwölbung soll damit aufgelöst oder zumindest erweicht werden. Diese Art der Behandlung stellt die letzte konservative Möglichkeit vor der Operation dar. Sie ist allerdings aufwendiger als die übrigen Injektionsmethoden. Der Patient muss einige Tage ins Krankenhaus. Die Injektion erfolgt im OP unter sterilen

Bedingungen wie bei einer Operation und unter ständiger Röntgenkontrolle, meistens in einer kurzen Allgemeinnarkose.

Wegen möglicher Unverträglichkeiten (Allergie) muss die Injektion im Operationssaal unter Anästhesiekontrolle durchgeführt werden. Nach der Injektion kommt es vorübergehend zu verstärkten Kreuzschmerzen. Der Beinschmerz verbessert sich oder verschwindet ganz. Nach der Bandscheibeninjektion, die nach ihrem Behandlungseffekt auch Chemonukleolyse genannt wird, verringert sich durch die Auflösung von Bandscheibensubstanz die Höhe des Zwischenwirbelabschnitts. Es kann dadurch zu einer vermehrten Belastung der Wirbelgelenke kommen. Deswegen verordnen wir vorübergehend ein bandscheiben- und wirbelgelenkentlastendes Mieder, das Discoflex, welches die Lendenlordose abflacht. Es muss 3 Monate lang nach der Injektion getragen werden.

Dazu werden krankengymnastische Übungen durchgeführt. Nachuntersuchungen haben gezeigt, dass sich die Bandscheibe nach der Chymopapaininjektion wieder regeneriert und aufbaut.

Bandagen und Korsetts

Bandagen und Korsetts für die Wirbelsäule – auch Rumpforthesen genannt – werden zu Unrecht als die Ursache für eine weitere Erschlaffung der Muskeln beschuldigt. In älteren Lehrbüchern ist immer noch zu lesen, dass jede Art von Korsett zur Muskelatrophie führt. Bei geeigneter Indikation und richtiger Anwendung ist sogar das Gegenteil der Fall: Mit der Ausschaltung schmerzauslösender Bewegungen und einem gewissen Sicherheitsgefühl durch die Orthese bewegt sich der Patient insgesamt eher mehr. Außerdem sind regelmäßige Muskelkräftigungsübungen unabdingbare Voraussetzung für jede Korsett- und Bandagenbehandlung.

Welche Korsetts und Bandagen kommen nun für Bandscheibenschäden in Frage? Wie im Kapitel Hexenschuss und Ischias (S. 39ff.) beschrieben, lockert und verlagert sich das Bandscheibengewebe in den unteren Abschnitten der Lendenwirbelsäule und führt zu Hexenschuss und Ischiasbeschwerden. Es kommt zu Vorwölbungen des Bandscheibengewebes nach hinten mit Druck auf die Nervenwurzeln. Bei degenerativen Wirbelsäulenerkrankungen wie den Bandscheibenschäden nutzt man die stützende und korrigierende Funktion von Rumpforthesen. Indikationen ergeben sich bei postoperativer Segmentinstabilität nach der Bandscheibenoperation und nach der Chemonukleolyse. Die Orthesen sollen durch Erhöhung des Bauchinnendruckes die Bandscheiben entlasten und

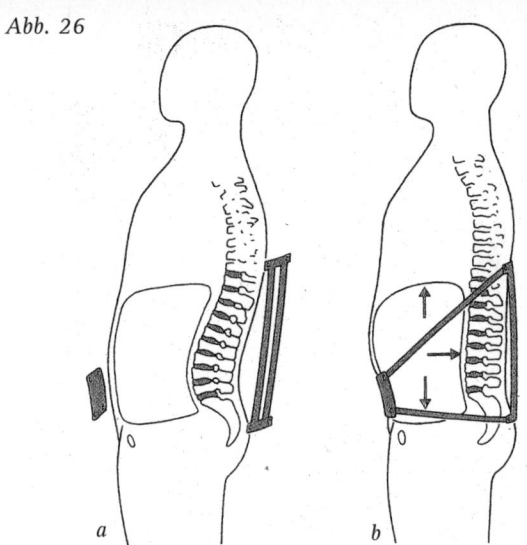

Abb. 26

a *b*

*Flexionsorthese (Discoflex) zur Behandlung des Lumbal-
syndroms, insbesondere wenn die Beschwerden von den
Wirbelgelenken und vom Foramen intervertebrale ausgehen.
Auch Vorwölbungen der Bandscheibe nach hinten werden
damit behandelt. Im Unterschied zu a) sind die Zwischenwirbellöcher in b) durch Abflachung der Lendenlordose deutlich weiter. Diesen Effekt erreicht man durch eine Orthese mit
einer so genannten Bauchpelotte, die den Bauch dicht ober-
halb des vorderen Beckenknochens zusammendrückt. Hinten
findet sich ein gerader Rückenteil, der ober- und unterhalb der
Lendenwirbelsäule ansetzt. Die Discoflexorthese wirkt nur
beim Gehen und Stehen, das heißt im Liegen und in der entlastenden Sitzhaltung braucht sie nicht getragen zu werden.
Unmittelbar nach der Bandscheibenoperation oder bei akuten
Beschwerden durch eine Bandscheibenvorwölbung ist es wichtig, die Bandage schon im Liegen anzuziehen, bevor man auf-
steht und sie im Liegen auszuziehen, nachdem man sich hin-
gelegt hat.*

das Hohlkreuz der Lendenwirbelsäule abflachen. Mit der Abflachung der Lendenlordose kommt es zur Erweiterung der Zwischenwirbellöcher und des Wirbelkanals. Nach Bandscheibenoperationen und Chemonukleolyse gilt es, insbesondere die hinteren Abschnitte der Bandscheibe vorübergehend von der axialen Druckbelastung teilweise zu befreien, damit sich das Bandscheibengewebe wieder regenerieren kann.

Natürlich kann man nicht lebenslänglich eine solche Orthese tragen. Vorgesehen ist in der Regel ein Zeitraum von drei Monaten. In dieser Zeit muss das Rumpfmuskelkorsett durch Übungen und Sport soweit wieder aufgebaut sein, dass die Orthese allmählich weggelassen werden kann. Sie wird dann in den Schrank gelegt und nur im Notfall benutzt, falls sich wider Erwarten eine bandscheibenbedingte Erkrankung als Hexenschuss oder Ischias eingestellt hat.

Keine Angst vor der Bandscheibenoperation

Vor der lumbalen Bandscheibenoperation – Diskotomie oder Nukleotomie – braucht man heute keine Angst mehr zu haben. Mit den modernen diagnostischen Möglichkeiten wie der Computertomographie, MRT oder der weiterentwickelten Myelographie besteht die Möglichkeit, den Bandscheibenvorfall so genau zu lokalisieren, dass man mit einem relativ kleinen Eingriff auskommt.

Eine sofortige Operation ist bei allen schwerwiegenden Lähmungen erforderlich, wenn z. B. die Schließmuskeln der Harnblase oder des Afters nicht mehr funktionieren oder wenn der Fuß nicht mehr angehoben werden kann. Herausoperiert werden müssen schließlich immer noch alle Bandscheibenvorfälle, die komplett aus der Bandscheibe geglitten sind und auf die Nervenwurzel drücken (so genannte freie Sequester). Dieser Zustand ist konservativ nicht zu beheben. Auch mit der Bandscheibeninjektion erreicht man diese Sequester nicht.

Nach der Bandscheibenoperation gilt das gleiche wie nach der Bandscheibeninjektion: Der Patient erhält für drei Monate ein entlastendes Mieder (Discoflex) und muss in der Rückenschule täglich seine wirbelsäulenstabilisierenden Übungen durchführen.

HWS-Syndrom – Bandscheiben-schäden an der Halswirbelsäule

Der Kopf wiegt zu viel

Die Halswirbelsäule stellt den nach oben verlängerten Rücken dar. Es gibt hier ebenso bandscheibenbedingte Erkrankungen wie an der Lendenwirbelsäule. Sie machen immerhin ein Drittel aller Wirbelsäulensyndrome aus. Ursache für den frühzeitigen Verschleiß der Halsbandscheiben ist, wie an der übrigen Wirbelsäule, die aufrechte Haltung. Hinzu kommt das relativ hohe Kopfgewicht beim Menschen mit einer Druckbelastung von über 5 kg pro Quadratzentimeter Bandscheibe. Besonders in den unteren Halssegmenten, am Übergang zum relativ starren Brustkorb, treten frühzeitig Gefügelockerungen, Risse und Verlagerungen im Bandscheibengewebe auf. Ähnlich wie an der Lendenwirbelsäule kann sich auch hier bei bestimmten Bewegungen das gelockerte Bandscheibengewebe verlagern und auf schmerzempfindliche Strukturen drücken, wie z. B. auf die Nervenwurzeln im Zwischenwirbelloch.

Häufiger als Bandscheibenvorfälle sind an der Halswirbelsäule jedoch leichte Verschiebungen im gelockerten Bewegungssegment mit Zerrung der Bänder und Wirbelgelenkkapseln.

Unterkühlung und Fehlhaltung als Auslöser

Der plötzlich auftretende Schmerz wird entsprechend dem Hexenschuss an der Lendenwirbelsäule auch als Nackenschuss bezeichnet. Er kann nach einer unbedachten Drehbewegung des Kopfes auftreten, z. B. beim Sport und Spiel oder beim Rückwärtseinparken eines Autos. Auch Unterkühlung der Schulternackenregion durch Zugluft und Klimaanlagen oder ungewohnte stundenlange Zwangshaltungen beim Lesen und Fernsehen werden von den Patienten häufig in der Vorgeschichte berichtet.

Hier bewirken Haltungskonstanz in ungünstiger Position und Verstärkung des Muskelzuges durch die kältebedingte Verspannung eine Erhöhung des Bandscheibenbelastungsdruckes. Die Beschwerden setzen dann oft allmählich ein. Bisweilen beginnen die Symptome eines HWS-Syndroms morgens mit dem Aufwachen. Oft wachen die Patienten sogar nachts vor Schmerzen auf. Durch Herabsetzung der Muskelspannung, die tagsüber das gelockerte Bewegungssegment schützt, nimmt der Patient im Schlaf ungewollt Kopfhaltungen an, die bei ihm sonst beschwerdeauslösend wirken. Dies geschieht z. B. schon von vornherein beim Schlafen auf zu hohen Kopfkissen oder bei Bauchlage. Hierbei kommt es zu einer Abknickung der Halswirbelsäule mit Bedrängung der Nervenwurzeln und Gefäße.

Nach dem Aufwachen können die Betroffenen den Kopf nicht richtig bewegen und verspüren einen dumpfen Schmerz im Nacken. Die typischen Beschwerden verstärken sich bei bestimmten Bewegungen des Kopfes. Der

Patient nimmt deswegen eine Entlastungshaltung mit Seit- und Vorneigung des Kopfes ein, die beim akuten Schiefhals extreme Formen annehmen kann.

Je nachdem welche Strukturen an der Halswirbelsäule durch die Segmentlockerung und Verschiebung am meisten in Mitleidenschaft gezogen worden sind, unterscheidet man verschiedene Formen des HWS-Syndroms. Bleiben die Beschwerden auf die Nackenregion beschränkt, handelt es sich um die einfachste Form, um das so genannte lokale Zervikalsyndrom. Dieses ist prognostisch am günstigsten.

Schmerzen, die vom Hals in den Arm ausstrahlen

Strahlen die Schmerzen vom Nacken über die Schulter in den Arm, unter Umständen bis zu den Fingern aus, so spricht man vom Zerviko-(Hals-)Brachial-(Arm-)Syndrom, auch Schulter-Arm-Syndrom genannt.

Die Schmerzen gehen meist mit einem Kribbel- oder Taubheitsgefühl einher, welches auf ganz bestimmte Regionen am Arm und an der Hand beschränkt ist.

Anhand der Schmerzausbreitung kann der Arzt genau sagen, welche Nervenwurzel unter Druck steht, und seine Therapie etwa bei den Wurzelblockaden darauf ausrichten.

Die Patienten empfinden oft ein Gefühl der Spannung und Schwellung in der Hand. Verschiedentlich wird auch über ein pelziges Gefühl und »Ameisenlaufen« im betroffenen Gebiet berichtet. Teilweise lässt die Kraft beim Zugreifen nach, sodass morgens die Kaffeetasse nicht gehalten werden kann.

In Kombination mit dem Zerviko-Brachial-Syndrom treten häufig Beschwerden in der Schulter auf, die sich später so weit verselbstständigen können, dass Schulterschmerz und Bewegungseinschränkung ganz in den Vordergrund rücken.

Kopfschmerzen, die von der Halswirbelsäule kommen

Kopfschmerzen sind häufig. Bevor man eine Beziehung zur Halswirbelsäule sucht, sollte man erst alle anderen Kopfschmerzursachen ausschließen, wie z. B. Bluthochdruck, Sehfehler, neurologische Erkrankungen. Hinweise auf die Halswirbelsäule ergeben sich schließlich aus den typischen Beschwerdeangaben: Halswirbelsäulenkopfschmerzen, auch als zervikale Migräne bezeichnet, lassen sich durch bestimmte Kopfbewegungen und Haltungen beeinflussen. Meistens werden sie durch Rückneigung des Kopfes zusammen mit Drehbewegungen hervorgerufen. Hierbei wird nämlich die zur Schädelbasis ziehende Arterie eingeengt. In unmittelbarer Nachbarschaft der Halsbandscheiben finden sich nicht nur die Nervenwurzeln wie an der Lendenwirbelsäule, sondern auch Blutgefäße, die zum Kopf ziehen.

Halswirbelsäulenkopfschmerzen treten deswegen häufig auch mit Schwindelerscheinungen auf.

Weitere Begleiterscheinungen können Hör-, Seh- und Schluckstörungen sein.

■ In jedem Fall ist erst der betreffende Facharzt zu konsultieren, bevor man die Halswirbelsäule behandelt.

Was ist ein Schleudertrauma?

Unter Schleudern versteht man das Erteilen einer raschen Rotationsbewegung, sodass im geschleuderten Körper Zentrifugalkräfte auftreten. An der Halswirbelsäule ist es der Kopf, der gegenüber dem Rumpf eine plötzlich starke Beschleunigung in irgendeine Richtung erfährt, bis er durch den Zug der Halswirbelsäule zurückfedert und eine erneute Beschleunigung in die Gegenrichtung erhält. Die Halswirbelsäule wird dabei zu heftigen unkontrollierten

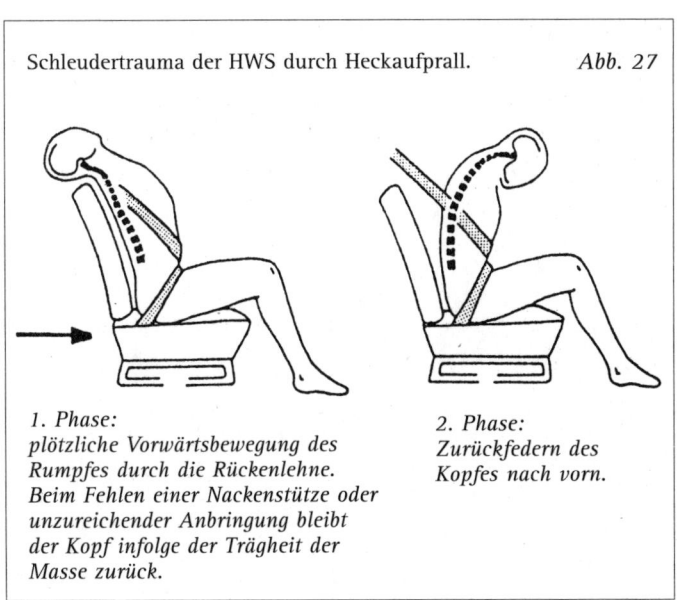

Schleudertrauma der HWS durch Heckaufprall.   *Abb. 27*

1. Phase:
plötzliche Vorwärtsbewegung des
Rumpfes durch die Rückenlehne.
Beim Fehlen einer Nackenstütze oder
unzureichender Anbringung bleibt
der Kopf infolge der Trägheit der
Masse zurück.

2. Phase:
Zurückfedern des
Kopfes nach vorn.

Bewegungsabläufen gezwungen, die nahezu ungebremst verlaufen. Dieser Bewegungsablauf ist z. B. dann möglich, wenn der Rumpf zu stark beschleunigt wird und der Kopf entsprechend der Massenträgheit zunächst zurückbleibt und dann von der Halswirbelsäule nachgezogen wird. Rumpf und Schultern werden plötzlich unter dem Kopf nach vorn weggerissen. Die Halswirbelsäule als relativ schwacher Kraftüberträger gibt zunächst durch Umbiegung so lange nach, bis ihre Haltestrukturen genügend angespannt sind. Der Begriff Schleudertrauma kennzeichnet nur einen Verletzungsmechanismus und stellt noch keine Diagnose dar. Der Krankheitszustand, der sich nach einem Schleudertrauma einstellen kann, ist ein posttraumatisches Zervikalsyndrom.

Je nach Ausmaß der Gewalteinwirkung kann es zu einer einfachen Zerrung der Halsweichteile oder zum Zerreißen bzw. zu einer Fraktur kommen. Schwere Verletzungen sind im Röntgenbild zu erkennen. Die Behandlung nach einem Schleudertrauma entspricht grundsätzlich der beim HWS-Syndrom. Wichtig sind die vorbeugenden Maßnahmen wie eine richtig angebrachte Nackenstütze.

Grundzüge der Behandlung beim HWS-Syndrom

Die Behandlung bandscheibenbedingter Beschwerden an der Halswirbelsäule entspricht der beim Lumbalsyndrom. Das heißt, man versucht zunächst den Teufelskreis Schmerz – Muskelverspannung – Schmerz zu durchbrechen. Dazu dienen Wärme, Schmerzmittel und Beruhigung der mechanisch gereizten Nervenelemente im Bewegungssegment. Um letzteres zu erreichen, ist das vorübergehende Tragen einer Halskrawatte angebracht. Mit einer Halskrawatte lassen sich gleichzeitig 3 therapeutische Wirkungen erzielen:

1. Ruhigstellung
2. Wärme
3. Druckentlastung der Bandscheiben mit Erweiterung der Zwischenwirbellöcher

▓ Zu 1: Die anatomischen Gegebenheiten zwischen dem oberen Brustkorbanteil und dem Hinterhaupt sowie vorn zwischen Unterkiefer und oberem Brustbein erlauben eine Abstützung und Fixierung der Halswirbelsäule ohne größeren Aufwand.

Das gelockerte Bewegungssegment soll von außen ruhiggestellt, sozusagen geschient werden. Schmerzauslösende Bewegungsausschläge werden unterbunden. Da sich derartige Abknickungen der Halswirbelsäule und Verbiegungen besonders nachts ergeben, wenn die Mus-

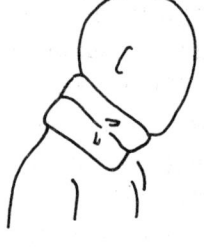

Abb. 28
Rundum gleich hohe Halskrawatte falsch und richtig.

a) *zu klein, die Halskrawatte dient eher als Zierde;*

b) *zu groß, der Kopf wird nach hinten gedrückt, Schmerzen werden ausgelöst;*

c) *richtig, die Halskrawatte ist vorn so hoch, dass eine leichte Vorneigung möglich ist.*

kulatur erschlafft ist, erscheint dann das Tragen der Halskrawatte besonders wichtig.

■ Zu 2: Mit der Halskrawatte ist auch eine ausgezeichnete Wärmebehandlung verbunden. Die körpereigene Wärme wird unter der Krawatte im Schulternackenbereich gestaut und entspannt dort die Muskeln.

■ Zu 3: Mit einer entsprechend angepassten Halskrawatte lässt sich auch eine Streckwirkung mit Druckentlastung der Bandscheiben und Erweiterung der Zwischenwirbellöcher erzielen.

Bei leichteren Formen des Halswirbelsäulensyndroms genügt eine einfache rundum gleich hohe Wickelkrawatte, die es in mehreren Breiten gibt. Man muss nur darauf achten, dass die Krawatte nicht zu schmal und somit unwirksam ist (Abb. 28a) oder zu breit angelegt wird (Abb. 28b), weil sie dann den Kopf nach hinten drückt und eher einen gegenteiligen Effekt erzielt. Am besten ist eine leichte Kopfvorneigung (Abb. 28c).

Da mit einer rundum gleich hohen Wickelkrawatte immer noch eine (schmerzauslösende) Kopfrückneigung möglich ist, erscheint bei wiederholt auftretenden HWS-Syndromen, vor allem wenn Kopf- und Armschmerzen damit verbunden sind, die Flexionskrawatte (Cerviflex) eher geeignet.

Die Flexionskrawatte bringt die Halswirbelsäule in die therapeutisch günstige leichte Vorneigung und blockiert die schmerzauslösende Kopfrückneigung. Seitneigungen und Drehbewegungen sind in gewissem Ausmaß möglich. Der verstellbare Nackenteil ermöglicht eine individuelle Anpassung. Mit der Flexionskrawatte lässt sich eine Druckentlastung der Bandscheiben mit deutlicher Erweiterung der Zwischenwirbellöcher erzielen. Der hintere Teil drückt den Kopf nach vorn, der vordere schmalere Teil bietet in der gewünschten Kopfbeugestellung einen Widerhalt.

Bei Anspannung der vorderen Halsmuskeln werden die hinteren Anteile der Bewegungssegmente, in denen sich die bedrängten Nerven und Gefäße befinden, noch zusätzlich auseinandergezogen und entlastet.

Parallel zum Tragen einer Halskrawatte sollte der Patient immer auch so genannte isometrische Anspannungsübungen zum Training seiner Schulternackenmuskeln durchführen. Isometrisch bedeutet Muskelanspannung ohne Bewegung.

Nach Absetzen der Halskrawatte sollen die auftrainierten Muskeln der Schulternackenregion die Schutzfunktion für die instabil gewordenen Bewegungssegmente der Halswirbelsäule übernehmen.

Lokale Injektionsbehandlung, Operation

Wenn man mit den einfachen Behandlungsmaßnahmen wie Wärme, schmerzstillende Mittel und Halskrawatte, eventuell unterstützt durch Elektrotherapie und Massage, nicht weiterkommt, erfolgt meist eine Überweisung zum Spezialisten bzw. ins Krankenhaus.

Mit einer Dauerextension (Glissonextension) versucht man das gelockerte und verschobene Bewegungssegment durch allmähliche Dehnung der Bänder und Gelenkkapseln wieder in die richtige Stellung zu ziehen. Wie an der Lendenwirbelsäule, so stehen auch beim Halswirbelsäulensyndrom lokale Injektionen zur Verfügung, um an Ort und Stelle die Störung im Bewegungssegment zu behandeln. So hat sich vor allem bei schweren Formen des Halswirbelsäulensyndroms mit Kopf- und Armschmerzen die gezielte Umflutung der bedrängten Nervenstränge mit Procain- bzw. Lidocainpräparaten als besonders hilfreich erwiesen.

Ganglion stellatum und Halssympathikus bestreiten die vegetative Innervation der Kopf-Hals-Region und der oberen Extremitäten. Sie sind für die Durchblutung, Wassereinlagerung und Empfindlichkeit dieser Region zuständig. Ziel der Behandlung ist die Desensibilisierung (Beruhigung) der mechanisch gereizten Spinalnervenwurzeln mit vorübergehender Ausschaltung von Teilen des Halssympathikus mit seinen vielfältigen Verflechtungen in der Umgebung der Halswirbelsäulenarterie (Arteria vertebralis). Mit der Procain-Umflutung wird die Erregbarkeit der gereizten Nervenstrukturen herabgesetzt. Damit verringert sich die Muskelspannung und ursächlich mechanisch wirkende Behandlungsmittel können ihre volle Wirkung entfalten.

Komplikationen und Verhaltensweisen nach den lokalen Injektionen an der Halswirbelsäule sind die gleichen wie an der Lendenwirbelsäule.

Eine Operationsindikation der bandscheibenbedingten Erkrankungen an der Halswirbelsäule ergibt sich wesentlich seltener als an der Lendenwirbelsäule.

Meist gelingt es, mit einem ausgefeilten konservativen Programm, einschließlich der lokalen Injektionen, die Situation zu meistern.

Nur bei Rückenmarkkompression und fortschreitender Lähmung wichtiger Muskeln veranlaßt man erst ein Computertomogramm oder Myelogramm und entscheidet danach, ob operiert wird. In Frage kommt neben der Bandscheibenoperation mit Erweiterung des Zwischenwirbelloches auch eine Versteifungsoperation des betroffenen Bewegungssegmentes.

Rehabilitation und Prophylaxe sind die gleichen wie nach der konservativen Behandlung.

Spezielle Verhaltensrichtlinien für Halswirbelsäulengeschädigte

Zur Vorbeugung von Bandscheibenschäden an der Halswirbelsäule gelten grundsätzlich die Richtlinien und Gebote, wie sie in den folgenden Kapiteln für den ganzen Rücken aufgeführt sind. Es gibt jedoch einige besondere Verhaltensweisen, die sich Patienten mit anfälliger, instabiler Halswirbelsäule aneignen müssen, um Ausmaß und Häufigkeit ihres Leidens in Grenzen zu halten.

Zunächst müssen sie sich einen guten Arzt suchen, der den Zustand ihrer Halswirbelsäule kennt und bei akut auftretenden Beschwerden sofort mit der ihm und dem Patienten vertrauten Behandlung eingreifen kann.

Halskrawatte immer griffbereit, »Kinn runter« als Schonhaltung

Nach einer erfolgreich durchgeführten Behandlung beim HWS-Syndrom gilt es zunächst, das erreichte Ergebnis zu »halten«. Das gelockerte Bewegungssegment muss möglichst in Mittelstellung gehalten werden, um erneute Bandscheibenverschiebungen oder Fehlstellungen der Wirbelgelenke zu verhindern. Die gereizten Nervenwurzeln sollen sich beruhigen und abschwellen. Deswegen ist die Halskrawatte trotz erreichter Beschwerdefreiheit auch aus prophylaktischen Gründen vorerst noch weiter zu tragen. Dies gilt insbesondere für die Nacht. Im Schlaf nimmt der Patient u. U. unwillkürlich eine Position ein, die er tagsüber bewusst vermeiden würde, weil sie bei ihm schmerzauslösend wirkt.

■ Auch später sollte der Patient »seine« Halskrawatte immer bei sich haben, um sie schon bei beginnenden Beschwerden anlegen zu können.

■ Gerade in ungewohnter Umgebung können Beschwerden, z. B. durch Liegen in ungeeigneten Betten, auf weicher Unterlage und zu großem Kopfkissen auftreten. Auch nach Ablegen der Halskrawatte behält der Patient eine gewisse Schonhaltung mit leichter Kopfvorneigung bei, wie er sie in der Flexionskrawatte hatte. Da diese Schonhaltung gleichzeitig eine Schutzhaltung gegenüber erneuten Beschwerden darstellt, sollte man darauf achten, dass der Kopf vorgeneigt bleibt nach der Devise: »Kinn runter« – aber nicht zu weit, weil ja extreme Kopfeinstellungen vermieden werden sollen.

Halsmuskeltraining

Halswirbelsäulengeschädigte sollten täglich spezielle Kräftigungsübungen für die Schulternackenmuskulatur durchführen. Einmal gilt es, die durch das lange Tragen der Halskrawatte inaktivierten Muskeln wieder zu kräftigen, und zum anderen soll eine Stabilisierung der degenerativ gelockerten Bewegungssegmente erfolgen. In einem von außen muskulär geführten und stabilisierten

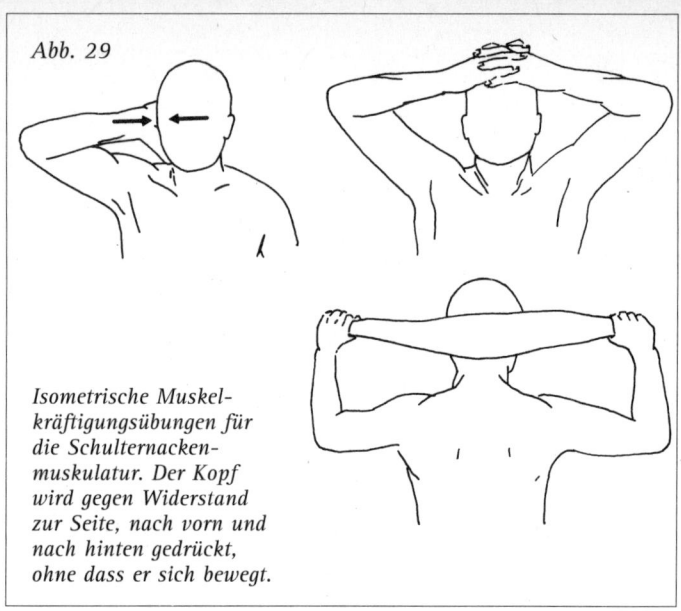

Abb. 29

*Isometrische Muskel-
kräftigungsübungen für
die Schulternacken-
muskulatur. Der Kopf
wird gegen Widerstand
zur Seite, nach vorn und
nach hinten gedrückt,
ohne dass er sich bewegt.*

Zwischenwirbelabschnitt sind Verlagerungen und Lockerungen von Bandscheibengewebe sowie Verschiebungen
der Wirbel und Wirbelgelenke gegeneinander weniger
leicht möglich als bei schlaffen Muskeln und Bändern. Die
Halsmuskulatur kann somit ohne großen Aufwand trainiert werden.

■ Es genügt, täglich 2 x 3 Minuten lang die in Abb. 29
angegebenen Übungen durchzuführen, um die Schulternackenmuskeln in einen guten Trainingszustand zu ver-
setzen und diesen Zustand aufrechtzuerhalten.

Isotonische, das heißt mit Bewegung einhergehende Mus-
kelkontraktionen sind für das Aufbauprogramm nach

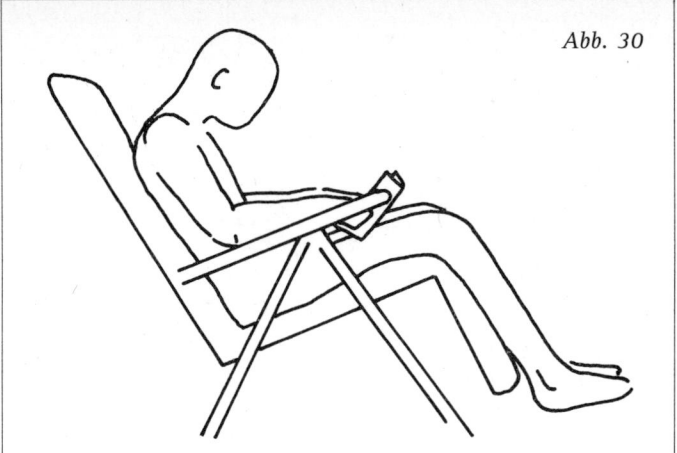

Abb. 30

Schlecht: Ungünstige Haltung für die Halswirbelsäule beim Lesen mit starker Kopfvorneigung, Überdehnung der Schulternackenmuskeln und Kompression der vorderen Anteile der Halsbandscheiben.

einem Halswirbelsäulensyndrom ungeeignet, da es immer wieder zu Reizerscheinungen der Nerven kommen kann. Die isometrischen Spannungsübungen können zunächst unter krankengymnastischer Anleitung erlernt und später selbstständig durchgeführt werden.

■ Unmittelbar vor den Übungen sind Massage und Wärmeanwendungen angebracht, um Verspannungen zu lösen.

Es werden immer wieder Übungen für die Halswirbelsäule angeboten, bei denen man alle möglichen Verdrehungen und Verbiegungen anstellen soll, um die verkrampfte Wirbelsäule wieder beweglich zu machen.

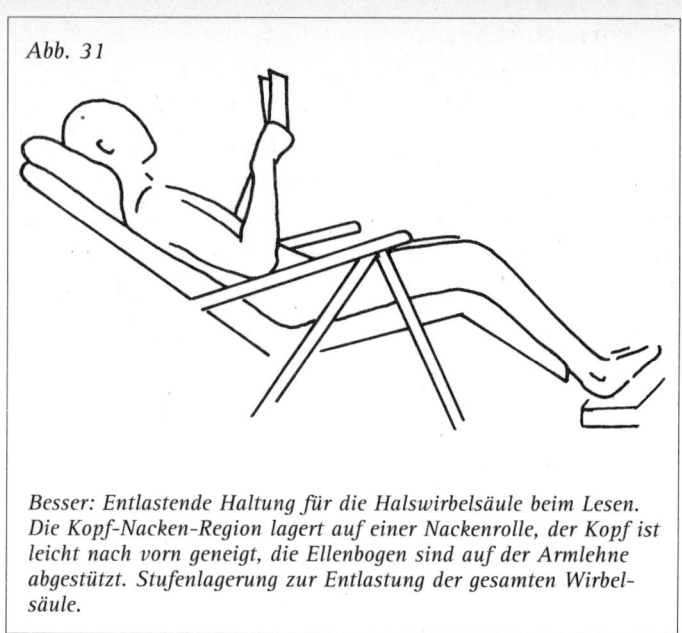

Abb. 31

Besser: Entlastende Haltung für die Halswirbelsäule beim Lesen. Die Kopf-Nacken-Region lagert auf einer Nackenrolle, der Kopf ist leicht nach vorn geneigt, die Ellenbogen sind auf der Armlehne abgestützt. Stufenlagerung zur Entlastung der gesamten Wirbelsäule.

■ Mit solchen Übungen erreicht man eher das Gegenteil. Die Devise lautet nicht nur für den Halsteil der Wirbelsäule: stabilisieren und nicht mobilisieren.

Keine abrupte Drehbewegung des Kopfes

Die meisten Verhaltensmaßregeln zur Vermeidung von Beschwerden an der Halswirbelsäule kennen die Betroffenen aus eigener Erfahrung. Dazu gehört das Vermeiden abrupter Drehbewegungen des Kopfes, z. B. beim Rückwärtsfahren mit dem Auto.

- Die Drehbewegung sollte langsam und unter Einbeziehung des gesamten Oberkörpers erfolgen.
- Gleiches gilt für das »Nach-oben-Schauen«, z. B. beim Regal-Einräumen oder Gardinen-Aufhängen. Dafür sollte man immer eine kurze Leiter oder einen Stuhl nehmen. Die Rückneigung des Kopfes bzw. »Kopf-in-Nacken-Haltung« kommt öfter vor, als man denkt.
- Deswegen beim Trinken aus Flasche oder Büchse besser einen Strohhalm nehmen, im Kino oder Theater besser hinten sitzen.

Extreme Bewegungsausschläge der Halswirbelsäule sind nach allen Richtungen hin zu unterlassen.

- In höherem Alter treten an der Halswirbelsäule u. a. deswegen nicht mehr so viele Beschwerden auf, weil es zur so genannten wohltätigen Teilversteifung der Wirbelsäule auch in diesem Abschnitt unseres Achsenorgans kommt.

Haltungskonstanz
und Unterkühlung vermeiden

Zu den beschwerdeauslösenden Faktoren an der Halswirbelsäule gehört auch die Haltungskonstanz in ungünstiger Position. Dazu zählt z. B. die vornübergeneigte Kopfhaltung im Stehen oder Sitzen, wie z. B. bei der Schreibtischarbeit oder bei angestrengtem Lesen.

Wegen ungünstiger Haltung der Kopf-Nacken-Region sind Büroangestellte, Zahnärzte, Angestellte an Datensichtgeräten von Schulterarmsyndromen häufig betroffen. Die einseitige Arbeitshaltung mit stundenlangem vornübergeneigtem Sitzen begünstigt das Auftreten von Zervikalsyndromen.

■ Gefährdete Patienten sollten immer wieder Ausgleichsbewegungen der Halswirbelsäule durchführen und den Kopf vorübergehend mit den Armen abstützen.

Auf die Bedeutung von Zugluft und Unterkühlung für die Entstehung von Muskelverspannungen und Verschiebungen im Bewegungssegment wurde schon hingewiesen.

■ Eine Gefährdung durch Zugluft besteht vor allem im Sommer bei leichter Bekleidung im Auto und Räumen mit Klimaanlagen.

■ Sofern die Zugluftsituation nicht zu vermeiden ist, sollten die Betroffenen ihre Halsregion immer mit einem Schal oder im Winter mit einem Rollkragenpullover geschützt halten.

Beim Liegen kleines Kopfkissen, keine Bauchlage

Die meisten Patienten leiden nachts und morgens unter ihrem HWS-Syndrom. Wie bereits oben erwähnt, schlafft die Muskulatur im Tiefschlaf ab, und es kann zu Abknickungen in der Wirbelsäule kommen, die man bei Bewusstsein vermeiden würde.

Dies ist z. B. bei zu weicher Matratze und zu großem Kopfkissen der Fall. Am ungünstigsten für die Halswirbelsäule ist die Bauchlage, weil hier die Halswirbelsäule in die schmerzauslösende Hyperlordosierungshaltung (Kopfrückneigung) kommt.

▓   Am besten ist eine Seit- oder Rückenlage auf fester Bandscheibenmatratze mit Unterstützung der Kopfnackengegend durch ein kleines Kopfkissen oder eine Nackenrolle, welche die Kopf-Hals-Region in Verlängerung der Körperachse hält. In der eingerollten Seitlage sollte die Kopfunterlage gerade die Schulterbreite haben.

Schleudertrauma vermeiden, nicht nur beim Auto fahren

Dem im Kapitel »Schleudertrauma« beschriebenen Vorgang des Kopf-Hin-und-Her-Pendelns beim Auffahrunfall mit Heckaufprall kann man wirksam begegnen, und zwar mit einer korrekten Nackenstütze. Diese muss am Sitz fest verankert sein und sollte nur eine geringe Distanz (weniger als 5 cm) zum Hinterkopf haben. Ähnliche

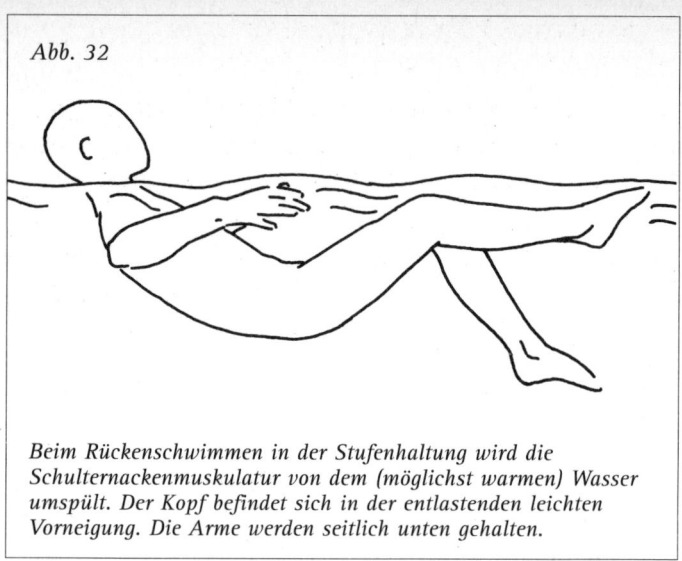

Abb. 32

Beim Rückenschwimmen in der Stufenhaltung wird die Schulternackenmuskulatur von dem (möglichst warmen) Wasser umspült. Der Kopf befindet sich in der entlastenden leichten Vorneigung. Die Arme werden seitlich unten gehalten.

Gewalteinwirkungen auf die Halswirbelsäule wie beim Schleudertrauma ergeben sich auch bei Spiel und Sport. Man denke nur an den Autoscooter, wo der unvermutete Aufprall zum Hauptvergnügen zählt.

■   Kirmesaktivitäten mit starker Beschleunigung und Abbremsung sind ohnehin für HWS-Anfällige nicht zu empfehlen.

■   Gleiches gilt für einige Sportarten; zum Ringen, Judo, Karate, Boxen gehört eine stabile Nackenmuskulatur, die erheblichen Gewalteinwirkungen standhalten soll.

Am besten Rückenschwimmen

Um Knochen, Muskeln und Gelenke fit zu halten, wird besonders von Orthopäden immer wieder das Schwimmen empfohlen. Diese Empfehlung muss man besonders für Patienten mit Halswirbelsäulenproblemen einschränken. Bei dem hierzulande üblichen Brustschwimmen gerät die Halswirbelsäule in eine schmerzauslösende Hyperlordosehaltung (Kopfrückneigung). Der Kopf wird in den Nacken gedrückt, damit Gesicht und Haare nicht naß werden.

▓ Wir empfehlen deswegen das Rückenschwimmen in Stufenhaltung, das gerade für die Halswirbelsäule entscheidende Vorteile bringt.

Der Patient liegt mit angewinkelten Hüft- und Kniegelenken auf dem Rücken im Wasser und vollführt mit den Armen und Beinen unter Wasser gerade so viel Paddelbewegungen, dass er sich über Wasser hält und langsam vorankommt. Der Kopf ist dabei nach vorn geneigt, sodass die Halswirbelsäule in die erwünschte leichte Vorneigung kommt. Die Schulternackenmuskulatur wird von möglichst warmem Wasser umspült, welches in Thermalbädern auch noch therapeutisch wirksame Bestandteile enthält.

Vor allem: Der Kopf bleibt trocken und man braucht wegen des langsamen Vorankommens nicht viel Platz.

Tabelle 1
Verhaltensrichtlinien für HWS-Patienten

1. Beim Lesen, Handarbeiten, Fernsehen, Auto fahren öfter eine Pause machen.
2. Keine abrupte Drehbewegung des Kopfes – besser mit dem ganzen Körper drehen.
3. Zugluft nicht an den unbedeckten Hals ranlassen – Schals und Kragen tragen.
4. Beim Liegen kleines Kopfkissen, keine Bauchlage.
5. Beim Laufen Kinn runter, beim Rad fahren Lenker hoch.
6. Nicht »Über-Kopf-Höhe« arbeiten – besser Leiter oder Stuhl nehmen.
7. Im Theater und Kino nicht in den ersten Reihen – besser hinten sitzen.
8. Beim Trinken aus Büchse oder Flasche besser Strohhalm nehmen.
9. Haare waschen unter der Dusche und nicht im Waschbecken.
10. Trainiere täglich deine Halsmuskeln.

Beim Laufen »Kinn runter«, beim Rad fahren »Lenker hoch«

Wir werden im entsprechenden Kapitel sehen, dass Laufen oder »Jogging« für Patienten mit lumbalem Bandscheibensyndrom eine durchaus zu empfehlende Sportart ist. Man läuft sich den Rücken frei. Der rhythmische Wechsel zwischen Be- und Entlastung des Achsenorgans fördert den Stoffaustausch in der Bandscheibe und rückt das derangierte Bewegungssegment wieder zurecht. Gleiches gilt auch für die Halswirbelsäule. Nur ist hier besonders auf möglichst erschütterungsfreies Laufen und auf leichte Kopfvorneigung zu achten.

■   Die Laufschuhe sollten eine dicke elastische Sohle enthalten, wie sie heute bei den guten Joggingschuhen üblich ist.

■   Eine Lauftechnik mit kleinen Schritten und Durchfedern in den Fuß- und Kniegelenken reduziert weiterhin die Erschütterungen.

■   Der Blick sollte möglichst auf den Boden gerichtet sein, einmal um Unebenheiten möglichst rechtzeitig zu erkennen und zum anderen, um die Wirbelsäule in einer günstigen leichten Beugehaltung zu haben (Kinn runter).

■   Beim Laufen wie bei allen anderen sportlichen Aktivitäten ist darauf zu achten, dass die Schulternackenregion warm gehalten wird.

■   Beim Rad fahren ist darauf zu achten, dass der Lenker möglichst so hoch eingestellt ist, dass Kopf und Körper eine gerade Linie bilden. Ganz schlecht für die Halswirbelsäule ist die »Kopf-in-Nacken-Haltung« bei tiefem Lenker, wie z. B. in der Sprintstellung beim Rennrad.

Die übrigen prophylaktischen Maßnahmen in Haushalt, Beruf, Sport und Spiel gelten selbstverständlich auch für die Halswirbelsäule und werden später beschrieben.

Wirbelsäule und Psyche

Wenn der Arzt bei der Behandlung von Patienten mit einem Wirbelsäulensyndrom durchblicken lässt, dass auch eine psychische Komponente vorhanden sei, so fassen viele diese Einschätzung als persönliche Beleidigung auf. Spätestens wenn der Patient den Beipackzettel des verschriebenen Medikamentes liest, weiß er, wie er beurteilt wird. Dabei ist es keine Schande, zu entdecken, dass bei einer organischen Krankheit auch eine psychische Komponente eine Rolle spielt. Keiner ist psychisch so stark, dass er wiederholte Hexenschussanfälle, Ischialgien oder nächtliche Schulternackenschmerzen in jungen Jahren so einfach wegsteckt und sich weiterhin so verhält, als ob nichts geschehen sei. Der Mensch fängt an, sich mehr zu beobachten, vorzusehen und schon bei geringsten Beschwerden, die vielleicht keine sind, Gegenmaßnahmen zu ergreifen. Das Programm der Rückenschule trägt auch nicht gerade dazu bei, hypochondrische Wesenszüge mit übertriebener Selbstbeobachtung abzubauen. Die Umgebung nimmt davon Notiz und der Betroffene wird als psychisch verändert abgestempelt.

In der Tat ist es so, dass psychisch anfällige Patienten eher und mehr unter ihren Wirbelsäulenbeschwerden leiden als psychisch stabile. Da Wirbelsäulensyndrome und Verhaltensstörungen weit verbreitet sind, ist ein Zusammentreffen dieser Krankheitsbilder häufig zu er-

warten. Hinzu kommt, dass eines dieser Leiden jeweils das andere hervorrufen bzw. verstärken kann. Wie bei jeder Erkrankung, die mit einer Beeinträchtigung der körperlichen Unversehrtheit einhergeht, haben auch die schmerzhaften Bandscheibensyndrome Rückwirkungen auf die Psyche. Umgekehrt können primär psychische Störungen Beschwerden hervorrufen, welche weitgehend den bandscheibenbedingten Erkrankungen entsprechen.

Psychophysische Interaktionen (Wechselwirkungen zwischen Körper und Seele) bei Wirbelsäulenerkrankungen beschäftigen dementsprechend nicht nur Mediziner, sondern auch Psychologen. Der Begriff Psychosomatik beinhaltet sowohl die Seeleneigenschaft eines Menschen (Psyche = Seele) als auch seine körperliche Beschaffenheit und Funktion (Soma = Körper).

Bei der Betrachtung des Themas Wirbelsäule und Psyche geht es um die Frage nach der psychosomatischen Ursache der Wirbelsäulenbeschwerden, das heißt, inwieweit psychische Störungen auf die Wirbelsäule übertragen werden können, und zum anderen ergibt sich ein somatopsychischer Aspekt, ob chronische Wirbelsäulenerkrankungen mit fassbaren Veränderungen auch Rückwirkungen auf die Psyche haben können.

Die Wirbelsäule als Projektionsfeld psychischer Störungen (psychosomatische Veränderungen)

Der seelische Zustand eines Menschen ist oft auch an seiner Haltung zu erkennen. Die Wirbelsäule als zentrales Organ des Bewegungsapparates spielt dabei eine wesentliche Rolle. Die verschiedenen Konstitutions- und Psychotypen von Kretschmer, Jung und Adler haben auch ihre spezifischen Ausdrucksformen, die sich nicht nur in Körperbau und Habitus, sondern auch in bestimmten Bewegungsabläufen, Gangbildern und Sitzhaltungen äußern. Ein introvertierter Astheniker geht und steht anders als ein extrovertierter Pykniker. Selbstbeobachtung, Neigung zu Muskelverspannungen und unterschiedliche Empfindlichkeit der Nerven sind dafür verantwortlich, ob nach einem bestimmten mechanischen Reiz die Schmerzempfindungen sofort wieder aufhören oder ob sich der Teufelskreis Schmerz – Krampf – Schmerz aufbaut. Psyche und Grundstimmung sind bei Patienten mit Wirbelsäulensyndromen schon an der Körperhaltung und Gestik ablesbar. In Tabelle 2 sind einige Begriffe aufgeführt, welche physische wie psychische Störungen gleichermaßen widerspiegeln.

Tabelle 2
Körperbezogene Sprache

HWS	BWS/LWS
hartnäckig	stramme Haltung
starrköpfig	aufrechte Haltung
halsstarrig	schlechte Haltung
Kopf hoch	gebeugte Haltung
Kopf hängen lassen	gute Haltung
Genick brechen	starre Haltung
halsbrecherisch	Fehlhaltung
Nackenschläge	kein Rückgrat haben
Be-hauptung	stocksteif
	lendenlahm
	kreuzlahm
	buckeln
	krummer Hund
	sich hängen lassen
	sich aufbäumen
	Kreuz brechen
	aufs Kreuz legen

Begriffe wie *aufrechte Haltung* und *schlaffe Haltung*, *Hartnäckigkeit* und *Kopf hängen* lassen haben sicher auch ihre psychosomatische Komponente.

▓ Oft liegen psychische und physische Beeinträchtigungen dicht beieinander. Man kann davon ausgehen, dass Kreuz- und Ischiasschmerzen meistens irgendeine organische Ursache haben.

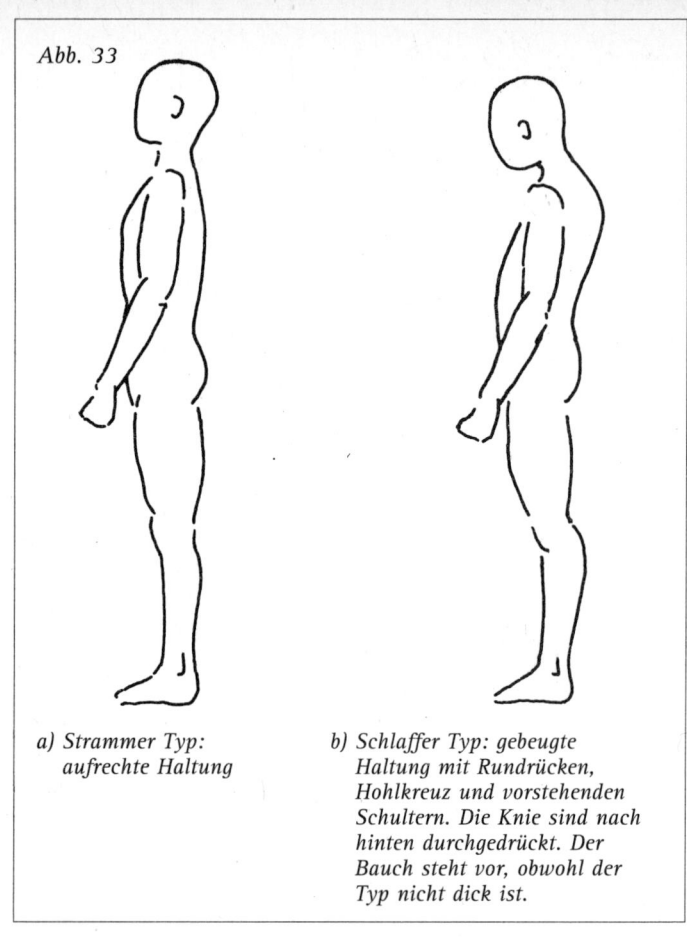

Abb. 33

a) Strammer Typ:
aufrechte Haltung

b) Schlaffer Typ: gebeugte
Haltung mit Rundrücken,
Hohlkreuz und vorstehenden
Schultern. Die Knie sind nach
hinten durchgedrückt. Der
Bauch steht vor, obwohl der
Typ nicht dick ist.

Die biomechanischen Vorgänge im Bewegungssegment mit positionsabhängigen Beschwerden lassen sich nicht psychisch hervorrufen wie etwa beim Magengeschwür oder bei der Migräne. Allenfalls kann ein vorhandener kleiner Kreuzschmerz bei gegebener psychischer Konstellation über den Kreislauf Schmerz – Krampf – Schmerz zu einem großen Kreuzschmerz aufgebaut werden, wenn die Erkrankung von dem Patienten wegen irgendeiner Versagenssituation gebraucht wird. Die psychische Betreuung dieser Patienten ist ebenso wichtig wie die physische.

Rückwirkungen von Erkrankungen auf die Psyche (somatopsychische Veränderungen)

Hexenschuss, Ischias und Schulter-Nacken-Schmerzen betreffen meistens Menschen im mittleren Lebensalter, die noch nie ernsthaft krank waren. Der Schock plötzlich auftretender Schmerzen und Bewegungseinschränkung erschüttern Seele und Körper gleichermaßen. Es hängt weitgehend von der psychischen Struktur des Patienten ab, wie er diesen Schock verarbeitet. Viele Patienten verändern ihre Grundstimmung, die im weiteren Verlauf durch Ängste bestimmt wird, dass nach Abklingen dieses Schmerzanfalls neue auftreten, vor allem wenn der Patient im Beruf oder im Privatleben starken körperlichen Beanspruchungen ausgesetzt ist. Aus ehemals robusten tatkräftigen Menschen, die überall mit anpackten, entwickeln sich ängstliche, scheinbar arbeitsscheue Wehleider. Sie suchen häufig schon bei geringsten Kreuzschmerzen den Arzt auf und lassen sich krank schreiben. Mangelnde Leistungsbereitschaft bei der Arbeit und häufige Ausfallzeiten wegen Krankheit lassen Schwierigkeiten am Arbeitsplatz entstehen. Falls keine Umschulung oder innerbetriebliche Versetzung zu leichteren Arbeiten möglich ist, legt man dem Betroffenen nahe, seine vorzeitige Berentung einzureichen. Hiermit beginnt in vielen Berufsgruppen ein sozialer Abstieg der Betroffenen, die dadurch weiteren psychischen Belastungen ausgesetzt sind. Ist der Mechanismus der beruflichen Ausgliederung mit Rentenantrag erst einmal in Gang gesetzt, gerät der Patient in die Situation, das Wirbelsäulensyndrom vor seinen Arbeitskollegen, Familienangehörigen und vor dem Doktor ständig vorzeigen zu müssen, selbst wenn die Kreuzschmerzen nachlassen oder verschwinden. Es zählt zu den undankbarsten Aufgaben ärztlicher Tätigkeit, Patienten in dieser Phase zu behandeln. Ein Therapieerfolg mit vollständiger Beschwerdefreiheit würde nicht ins eingeleitete Konzept passen. Der Patient ist geneigt, sein Instrument Kreuzschmerz und Bewegungseinschränkung zu erhalten, um sie bei Bedarf einzusetzen. Aus der somatischen entwickelt sich zusätzlich eine psychische Fehlhaltung.

Ein guter Arzt ist sich immer der »Ganzheitlichkeit« des ihm anvertrauten Patienten bewusst und wird die Ursache der Erkrankung von Körper und Seele bei der Behandlung gleichermaßen berücksichtigen.

Sport und Gymnastik als Psychotherapie

Eine gute Methode, dem Dilemma psychischer Störungen bei bandscheibenbedingten Erkrankungen zu begegnen, stellen Sport und Gymnastik dar. Medikamente sind ungeeignet.

Mit täglichen gymnastischen Übungen und regelmäßiger sportlicher Betätigung wie Schwimmen, Laufen oder Rad fahren erzielt man neben einer besseren Durchsaftung der Bandscheiben und Muskelkräftigung auch eine Stabilisierung der Psyche. Selbst wenn die Beschwerdesituation sich nicht gleich verändert, hat man nach der Gymnastik, dem Laufen oder Schwimmen immer das wohl tuende Gefühl, mal wieder etwas für den Bewegungsapparat, speziell für die lädierten Bandscheiben, getan zu haben, vom Kreislauftraining ganz zu schweigen.

■ Die positiven Auswirkungen des Ausdauertrainings auf die Psyche werden von Medizinern und Psychologen hervorgehoben.

■ Dass man bei Sport und Gymnastik Falsches oder zu viel des Guten tun kann, wird in den Kapiteln über bandscheibenschädliche und -freundliche Sportarten besprochen.

Aufmunterung für Bandscheibengeschädigte

Hexenschuss und Ischias treffen Menschen meistens überraschend in einem Lebensalter, in dem sie noch voller Aktivität und Schaffenskraft sind. Zur Vermeidung von Angst und Depression muss dem erschrockenen und stark beunruhigten Patienten zunächst die Sorge um einen schwerwiegenden Verlauf des Krankheitsgeschehens genommen werden. Deshalb steht am Anfang der Therapie von akuten und chronischen Rückenschmerzen das ausführliche Aufklärungsgespräch mit Demonstration am Modell, Schaubildern und Videofilmen. Entscheidend ist der Hinweis auf die Gutartigkeit des Leidens. Die Beschwerden haben im Normalfall vorübergehenden Charakter und gute Heilungschancen. Aufwändige Eingriffe sind nur in einem verschwindend geringen Prozentsatz erforderlich. Deswegen gebe ich meinen Patienten folgende zehn Aufmunterungssprüche mit auf den Weg:

10 Aufmunterungssprüche für Bandscheibengeschädigte

1. Du hast es an den unteren Bandscheiben.
2. Was Du hast ist harmlos und hört irgendwann auf.
3. Du kannst damit leben.
4. Du kannst selbst etwas daran tun.
5. Gehe weiter Deiner Arbeit nach, lass Dir dabei helfen.
6. Vermeide schweres Heben, Tragen und die krumme Haltung.
7. Gehe täglich Schwimmen, Laufen, Rad fahren oder zur Gymnastik.
8. Wenn's mal schlimmer kommt, hilft Dir Dein Arzt.
9. Denke positiv.
10. Du hast es doch nicht an der obersten Bandscheibe.

Prognose und Verlauf der Bandscheibenleiden

Risikofaktoren

Wenn ein wiederholt aufgetretenes akutes Bandscheibensyndrom, sei es an der Hals- oder Lendenwirbelsäule, bei einem jüngeren Menschen abklingt und der Patient sich schon in der Rehabilitationsphase befindet, wird man als behandelnder Arzt meist nach dem weiteren Verlauf des Leidens befragt. Angesichts der scheinbar unberechenbaren Vorgänge im Zwischenwirbelabschnitt ist es jedoch ziemlich schwierig, den weiteren Krankheitsverlauf vorauszusagen.

Gerade für bandscheibenbedingte Erkrankungen gilt die Feststellung, dass es leichter ist, eine richtige Diagnose zu stellen als eine exakte Prognose. Denn einerseits ist die Annahme unberechtigt, einem akuten Bandscheibensyndrom müßten weitere ähnliche Schübe folgen, andererseits hat sich die Vermutung nicht bestätigt, dass das Überstehen einer Ischias den Bandscheibenschaden zum Verblühen bringe und dem Betroffenen weitere Beschwerden erspare.

■ Selbst wenn ein Segment durch Verfestigung zur Ruhe gekommen sein sollte, besteht noch die Möglichkeit, dass benachbarte Bandscheiben in gleicher Weise Krankheiten hervorrufen.

■   Trotz aller Unsicherheiten gibt es doch einige Anhaltspunkte, die eine vorsichtige prognostische Beurteilung im Einzelfall erlauben. Ähnlich wie bei anderen
Erkrankungen bestehen auch für Bandscheibenschäden
so genannte Risikofaktoren, die in der folgenden Tabelle
zusammengestellt sind.

Tabelle 3
Risikofaktoren für bandscheibenbedingte
Krankheiten

1. Anlagebedingt:	gehäuftes Auftreten von Bandscheibenschäden in der Familie Wirbelsäulenverkrümmungen niedrige Schmerzschwelle Neigung zu muskulären Verspannungen und psychischen Fehlhaltungen
2. Äußere Umstände:	bandscheibenbelastende Tätigkeiten in Beruf und Freizeit Haltungskonstanz fehlende körperliche Betätigung Rauchen
3. Lebensalter:	zwischen 30 und 60 Jahren, vor allem um die 40

Bei unseren systematischen Befragungen und Untersuchungen tauchten bei Patienten mit akuten behandlungsbedürftigen Bandscheibensyndromen immer wieder Angaben und Befunde auf, wie sie in Tabelle 3 angegeben sind. Ein jüngerer Mensch, der ein oder mehrere Risikofaktoren auf sich vereinigt, muss auch im weiteren Verlauf noch mit bandscheibenbedingten Beschwerden rechnen. Besonders dann, wenn anlagebedingte Faktoren vorliegen und ungünstige äußere Umstände, noch dazu im gefährdeten Alter, hinzukommen.

▓ Maßgebend für das Auftreten von Bandscheibenschäden ist die Qualität des Bandscheibengewebes selber.

▓ Dieses ist nach Untersuchungen von Erbforschern weitgehend festgelegt. Es gibt Familien, in denen bereits im jugendlichen Alter eine Ischias in verschiedenen Generationen auftritt. Oft werden hier Wirbelanomalien, Haltungsfehler und Aufbaustörungen der Wirbel weitervererbt.

▓ Findet man derartige Deformitäten, so ist Vorsicht geboten und von der Aufnahme bandscheibenbelastender beruflicher Tätigkeiten und Freizeitbeschäftigungen abzuraten.

▓ Es hat z. B. keinen Sinn, einem solchen Patienten Sportarten wie Tennisspielen, Segeln oder Skiabfahrtslauf zur körperlichen Betätigung anzuraten. Dafür stehen andere Möglichkeiten zur Verfügung.

▓ Rauchen gehört auch zu den Risikofaktoren für bandscheibenbedingte Krankheiten. Kontrollierte Studien, das heißt Vergleiche von Rauchern und Nichtrauchern, haben ergeben, dass Raucher wesentlich häufiger und heftiger an Erkrankungen wie Hexenschuss und Ischias leiden als Nichtraucher. Anfänglich glaubte man, die Tatsache, dass Raucher stärker betroffen seien, sei auf den Husten zurückzuführen. Experimentelle Untersuchungen haben jedoch gezeigt, dass eine Minderdurchblutung in der Umgebung der Bandscheibe und somit auch eine schlechtere Ernährung der Bandscheibenzellen eine Rolle spielt.

Gefährdete Patienten, die ein oder mehrere Risikofaktoren auf sich vereinen, sollten systematisch und täglich wirbelsäulenstabilisierende gymnastische Übungen durchführen. Insbesondere für sie gelten die »Zehn Regeln der Rückenschule« (s. S. 14ff.).

Gute Aussichten fürs Alter

Zwischen dem 60. und 70. Lebensjahr ist das Endstadium der Bandscheibendegeneration erreicht. Das Bandscheibengewebe trocknet aus und verfestigt sich. Trotz der eindrucksvollen Veränderungen im Röntgenbild stellt sich mit der Teilversteifung ein Zustand relativer Beschwerdefreiheit ein. Diese Verfestigung des Bewegungssegmentes strebt man auch mit der Versteifungsoperation und mit der intradiskalen Injektion bandscheibenauflösender Substanzen an. Man spricht von einer spontanen oder therapeutisch verursachten Inaktivierung des Bewegungssegmentes.

Die Stadien der Bandscheibendegeneration mit ihren Erkrankungsspitzen nehmen nicht immer einen so regelmäßigen Verlauf. Es gibt, entsprechend dem biologischen Verteilungsmuster, Bandscheibenvorfälle schon bei Jugendlichen und noch im hohen Alter. Der Häufigkeitsgipfel weist jedoch in der Verteilungskurve eindeutig auf den mittleren Lebensabschnitt.

Was die Beurteilung der Prognose anbetrifft, so ergibt sich nach aller Wahrscheinlichkeit für den Patienten die wichtige Aussage, dass sich sein Leiden im Alter nicht verschlimmern, sondern eher verbessern wird. Die durch das Selbstheilungsbestreben des Organismus erreichte *wohltätige Teilversteifung der Wirbelsäule im Alter* (Idelberger) stellt den Endzustand der degenerativen Veränderungen im Bewegungssegment dar. Sowohl Frequenz als auch Intensität der bandscheibenbedingten Erkrankungen lassen nach. Die verbliebene Bewegungseinschränkung der Wirbelsäule mit hin und wieder auftretenden Kreuz- und Nackenschmerzen wird angesichts der früher durchgemachten äußerst schmerzhaften Schulter-, Hals- und Ischiasschmerzen von den Betroffenen ohne weiteres hingenommen.

Es ist eine vordringliche Aufgabe des behandelnden Arztes und dieses Buches, den Betroffenen diesen Verlauf klar zu machen und ihnen die Angst vor Lähmung und Verkrüppelung zu nehmen.

Wirbelsäulenbeschwerden im Alter

Schmerzen durch Knochenauswüchse (Spinalkanalstenose)

Wenn im vorangegangenen Kapitel darauf hingewiesen wurde, dass Frequenz und Intensität bandscheibenbedingter Erkrankungen mit zunehmendem Alter nachlassen, so bedeutet dies noch nicht, dass alte Menschen nicht auch an Kreuz- und Ischiasschmerzen leiden können. In meine Sprechstunde kommen sogar viele alte Menschen mit derartigen Beschwerden. Allerdings sind dann meistens die Bandscheiben nur indirekt an der Schmerzentstehung beteiligt.

Zunächst muss festgestellt werden, dass auch schon mal ältere Patienten – Ausnahmen bestätigen die Regel – einen richtigen Bandscheibenvorfall haben. Sie können dann dieses Ereignis als einen Ausdruck ihrer erhaltenen Jugendlichkeit werten. In der Regel sind es jedoch nicht die Bandscheiben selbst, sondern Knochenauswüchse an den Wirbelkanten, welche den Wirbelkanal und die Zwischenwirbellöcher einengen. Diese knöchernen Anbauvorgänge sind im Laufe des Lebens entstanden und stellen Reaktionen auf frühere Bandscheibenlockerungen dar.

Wir haben bei Reihenuntersuchungen feststellen können, dass fast alle alten Menschen solche Knochenauswüchse an ihren Wirbeln haben, gleich ob sie an Kreuz- und Ischiasbeschwerden leiden oder nicht. Es ist erstaunlich, dass selbst stärkste Wirbelverformungen und -verschiebungen völlig symptomlos bleiben, auch wenn dem Rückenmark und Nervenwurzeln im Wirbelkanal nur wenig Platz bleiben. Wenn die Verformungen langsam genug entstehen, bleibt den Nerven ausreichend Zeit und Gelegenheit, sich den Verformungen anzupassen. Ein Beweis hierfür sind auch Menschen mit stärksten Wirbelsäulenverkrümmungen (Skoliosen), die keinerlei Rückenschmerzen und Nerveneinklemmungserscheinungen haben, jedenfalls nicht in dem Ausmaß, wie man es erwarten könnte.

Durch anlagebedingte oder im Alter erworbene Knochenauswüchse an den Wirbeln wird der Reserveraum für Rückenmark, Nerven und Blutgefäße allerdings immer enger, sodass schon kleinste so genannte Zusatzimpulse genügen, die symptomlose Enge im Wirbelkanal und in den Zwischenwirbellöchern zur schmerzhaften Krankheit werden zu lassen.

Solche Zusatzimpulse, welche die wohltuende Altersfestigkeit der Wirbelsäule durchbrechen, stellen z. B. Unfälle, ungewohnte körperliche Belastungen und konstante Fehlhaltungen über einen längeren Zeitraum dar.

Typisch ist z. B. das Hin-und-Her-Pendeln des Kopfes mit starker Biegebeanspruchung der Halswirbelsäule beim Auffahrunfall als so genanntes Schleudertrauma. Durch korrekt angebrachte Nackenstützen – auch auf dem Rücksitz, wo die alten Leute meistens sitzen – kann man solche Verletzungen weitgehend vermeiden.

■ Außergewöhnliche Belastungen für die Wirbelsäulen älterer Menschen können sich im Haushalt, Garten, bei Sport und Gymnastik und vor allem auf Reisen ergeben.

Die meisten Rückenschulregeln betreffen deswegen auch alte Leute, wie z. B. *halte den Rücken gerade, gehe beim Bücken in die Hocke, vermeide es, schwere Gegenstände zu heben und zu tragen* usw. (s. »Die zehn Regeln der Rückenschule«, S. 14ff.).

Rückenschmerzen bei alten Menschen durch Knochenschwund (Osteoporose)

Während des Wachstums wird Knochen aufgebaut, bei jüngeren Erwachsenen sind An- und Abbau von Knochengewebe ausgeglichen, im Alter wird Knochen abgebaut. Frauen verlieren bereits nach dem 35. Lebensjahr jährlich 1% ihrer Knochensubstanz, Männer erst nach dem 45. Lebensjahr $1/_2$% pro Jahr, also später und weniger. Deswegen ist das Krankheitsbild der Osteoporose – (Knochenschwund durch beschleunigten Knochenabbau) – bei Frauen auch häufiger.

Mit dem Abbau von Knochensubstanz verringert sich auch die Tragfähigkeit und Bruchfestigkeit des Knochens. Es kommt zu Knochenbrüchen beim Sturz auf die Hüfte als Oberschenkelhalsbruch und beim Sturz auf den ausgestreckten Arm als Speichenbruch bzw. Oberarmkopfbruch. Auch die Wirbelsäule wird in Mitleidenschaft gezogen.

■   Schon geringste Anlässe genügen, um die erweichten Wirbel zusammensinken zu lassen: Sturz aufs Gesäß, Sprung aus geringer Höhe u. ä. Es gibt auch ein Zusammensinken der Wirbel ohne irgendwelche Gewalteinwirkungen, sondern einfach durch Muskelzug und Schwerkraft.

■   Als Folge stellt sich eine Verkrümmung der Wirbelsäule mit dem so genannten Altersrundrücken ein. Schmerzen entstehen durch Muskelverspannungen und kleine Knocheneinbrüche.

Wie kann man dem entgegenwirken?

Um es gleich vorwegzunehmen: mit Medikamenten allein lässt sich der normale bzw. krankhaft beschleunigte Schwund nicht aufhalten. Hormone, Anabolika, hohe Kalziumdosen und Fluor beseitigen nicht die Ursachen und bilden keinen neuen tragfähigen gesunden Knochen. Mit Medikamenten, wie z. B. durch Fluor und Kalziumverbindungen, kann man lediglich die Schmerzen lindern und vorübergehend Ersatzknochen bilden, der allerdings in seiner Festigkeit gegenüber normalen Knochen zu wünschen übrig läßt. Diese Mittel stellen allenfalls eine Ergänzung zur Bewegungstherapie beim krankhaften Knochenschwund dar.

■   Durch experimentelle Untersuchungen und vergleichende Studien bei alten Menschen mit und ohne Osteoporose wissen wir, dass man den Knochenschwund im Alter *nur mit aktiven Übungen* verhindern bzw. deutlich verzögern kann.

Der angemessene Reiz, die Aufbauzellen des Knochens zur Neubildung von Knochensubstanz anzuregen, stellt die wiederholte mechanische Beanspruchung des Skelettsystems dar. Es wurde vorgeschlagen, die vom Knochenschwund Betroffenen regelmäßig auf ein Schüttelbrett zu stellen. Naheliegender und unterhaltsamer erscheint uns jedoch eine dem Alter angepasste Gymnastik und sportliche Betätigung.

▓ Geeignet sind die in den einzelnen Kapiteln des Buches aufgeführten Übungen sowie dynamische Sportarten wie Laufen, Schwimmen und Rad fahren. Aber auch regelmäßiges Spazieren gehen, Golf spielen, Berg wandern und aus der Jugend mitgebrachte Sportarten wie Tennis, Tischtennis helfen dem alternden Menschen, seine Knochensubstanz zusammenzuhalten.

▓ Hinzu kommt eine vitaminreiche Kost, die mit Milchprodukten angereichert sein sollte, um den knochenbildenden Zellen ausreichend Kalzium zur Verfügung zu stellen.

▓ Bei akuten Schmerzzuständen, die durch das Zusammensinken einer oder mehrerer Wirbel hervorgerufen werden, kann man vorübergehend auch eine feste Leibbinde oder ein Korsett tragen. Die passive Stütze des Rumpfes muss mit dem allmählichen Nachlassen der akuten Schmerzen wieder abgebaut werden, bis die Rumpfmuskeln als so genanntes Muskelkorsett die Stützfunktion übernehmen. Die akut schmerzhaften Muskelverspannungen werden am besten durch Wärmeanwendungen und lokale Procaininjektionen gelöst. Procain und seine abgewandelten Formen (Meaverin, Xyloneural usw.) fördern den Stoffwechsel am Injektionsort und verbessern die Durchblutung. Nebenwirkungen, bis auf hin und wieder auftretende Allergien, die durch Blutbildkontrollen zu überprüfen sind, treten nicht auf.

■   Insgesamt gilt das in den folgenden Kapiteln aufgeführte Rückenschulprogramm auch für alte Leute:

Durch wirbelsäulenschonende Haltung und Bewegungsabläufe sorgen ältere Menschen dafür, dass die Altersfestigkeit der Bandscheiben nicht durchbrochen wird, und mit viel Bewegung sowie dem Alter angepasster Gymnastik und Sport halten sie nicht nur ihren Kreislauf, sondern auch ihre knochenbildenden Zellen in Schwung.

Gestaltenwandel und wie man ihn vermeiden kann

Aus Abbildung 34 geht hervor, dass die Gestalt des Menschen sich im Laufe des Lebens verändert und für das Alter bei Männern wie bei Frauen Merkmale aufweist, die sich durch entsprechende Lebensführung durchaus begrenzen lassen. Hängebauch und Tannenbaumrücken kann man beispielsweise durch tägliche Übungen (siehe Regel 10) vermeiden.

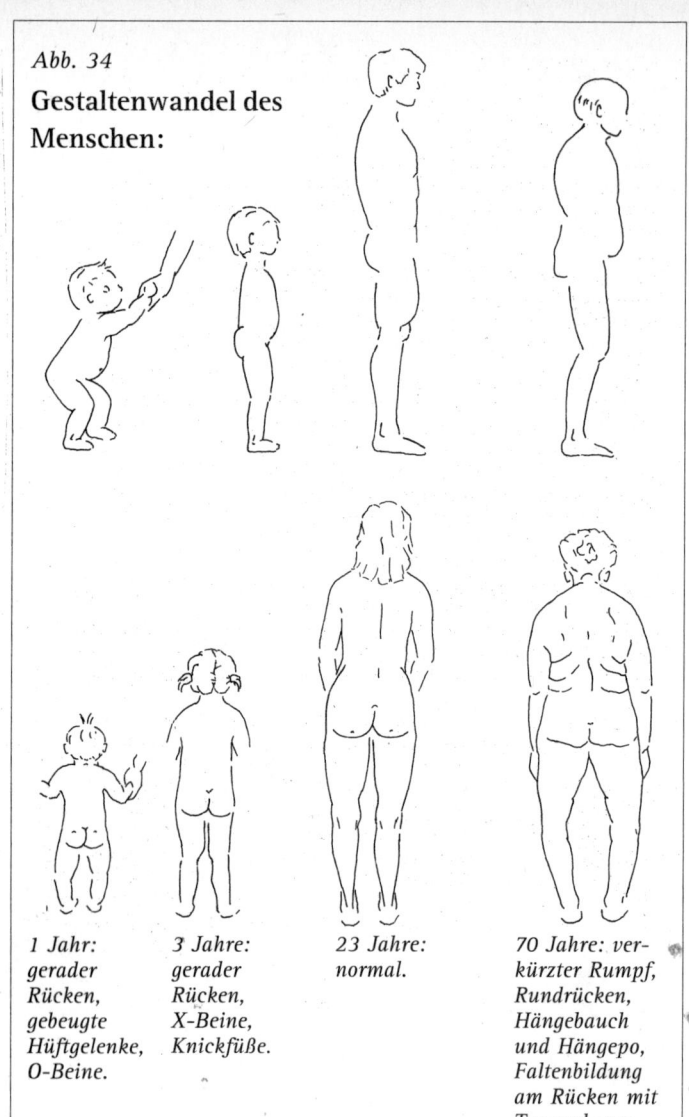

Abb. 34

Gestaltenwandel des Menschen:

1 Jahr: gerader Rücken, gebeugte Hüftgelenke, O-Beine.

3 Jahre: gerader Rücken, X-Beine, Knickfüße.

23 Jahre: normal.

70 Jahre: verkürzter Rumpf, Rundrücken, Hängebauch und Hängepo, Faltenbildung am Rücken mit Tannenbaumkonfiguration.

Teil 2

Vorbeugen ist besser als leiden

Gute Haltung –
schlechte Haltung

Es gibt angeborene und erworbene Formabweichungen am Bewegungsapparat, die das Auftreten vorzeitiger Verschleißerscheinungen im Zwischenwirbelabschnitt begünstigen. Reihenuntersuchungen zeigen, dass 85% aller Menschen solche Haltungsanomalien aufweisen.

■   Jeder Haltungsfehler, der mit einer Wirbelsäulenverbiegung und anhaltender asymmetrischer Einstellung des Zwischenwirbelabschnitts einhergeht, hat vorzeitige Verschleißerscheinungen im Bewegungssegment zur Folge.

Eine asymmetrische Einstellung des Zwischenwirbelabschnitts ist in beiden Ebenen möglich. Verstärkung oder Aufhebung der normalen Wirbelsäulenverkrümmungen nach Wachstumsabschluss bedeuten vermehrte Belastung der vorderen bzw. hinteren Bandscheibenhälfte.

■   Anhaltende Vorderlastigkeit, z. B. bei Schwangerschaft, schlechter Haltung, Fettleibigkeit, führt über eine Beckenkippung mit verstärktem Hohlkreuz zu ständigen Überbelastungen und Minderernährung der hinteren Bandscheibenabschnitte im Bereich der Lendenwirbelsäule.
■   Menschen mit Hängebauch und schlechter Haltung sind für Bandscheibenschäden besonders disponiert.

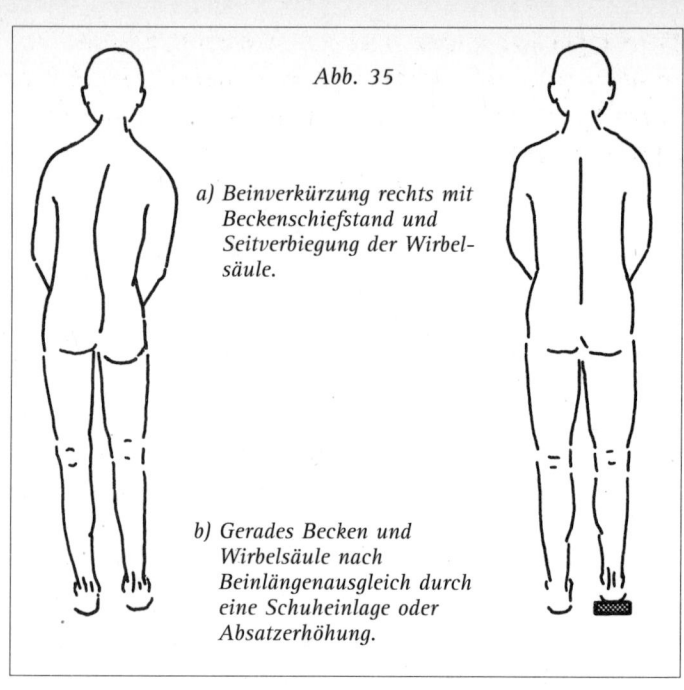

Abb. 35

a) Beinverkürzung rechts mit
   Beckenschiefstand und
   Seitverbiegung der Wirbel-
   säule.

b) Gerades Becken und
   Wirbelsäule nach
   Beinlängenausgleich durch
   eine Schuheinlage oder
   Absatzerhöhung.

Häufig sind es Veränderungen am Bewegungsapparat, die eine seitliche Wirbelsäulenabweichung zur Folge haben. Bei längerem Bestehen einer seitlichen Wirbelsäulenverbiegung entwickelt sich u. a. wegen einer bindegewebigen Verfestigung der Zwischenwirbelabschnitte eine nicht mehr ausgleichbare Verkrümmung der Wirbelsäule, die als Skoliose bezeichnet wird.

■ Eine häufige Ursache der Wirbelsäulenseitverbiegung ist der Beckenschiefstand bei Beinverkürzung. Ungleiche Beinlängen, die eine Beckenkippung verursachen, sind bei fast 50% aller Menschen nachweisbar. Solche

Beinlängendifferenzen müssen frühzeitig erkannt und ausgeglichen werden, ehe Schäden entstehen. Durch Einlagen oder Absatzerhöhung ist ein derartiger Ausgleich ohne großen Aufwand zu schaffen.

Vorbeugen im Kindesalter – Rückenschule in die Schule!

Die Beachtung einer geeigneten Körperhaltung ist schon im Kleinkindesalter bedeutungsvoll. Die Zwischenwirbelabschnitte der Lendenwirbelsäule sind mit dem Beginn der aufrechten Haltung starken Belastungen ausgesetzt. Durch die Belastung beim aufrechten Gang werden die ursprünglich in der Bandscheibe befindlichen Blutgefäße zusammengedrückt. Eine ausreichende Ernährung ist nicht gewährleistet. Die schlecht versorgten Bandscheibenzellen produzieren minderwertige Fasern, die der starken mechanischen Beanspruchung im Laufe des Lebens nicht gewachsen sind und vorzeitig verschleißen. Bandscheibenvorfälle bei Jugendlichen sind deswegen keine Seltenheit.

Die Aufrichtung der Wirbelsäule, sei es beim Sitzen, Gehen oder Stehen, bedeutet eine erhebliche Verschlechterung des Stoffaustauschs im Bandscheibengewebe.

Säuglinge und Kleinkinder sollen nicht zu früh in aufrechte Haltung gebracht werden. Im Sitzen mit leichter Vorneigung des Rumpfes ist der Bandscheibeninnendruck am größten.

Alle passiven Stützmaßnahmen, wie das seitliche Fixieren mit Kissen, das Einschnallen im so genannten Babyhopser, in Autositz und Essgestellen, in denen die Kinder im Sitzen in vornübergeneigter Stellung einschlafen, sind für die Entwicklung der Bandscheiben schädlich.

Das Gleiche gilt für Gehgestelle, die zur aufrechten Haltung zwingen. Manche Kleinkinder kommen so unter Auslassung der Kriechphase vorzeitig zum aufrechten Gang. Als Folge stellen sich später ein: X-Beine, Knicksenkfüße, Haltungsschwäche und Bandscheibenschäden.

■   Die motorische Entwicklung eines gesunden Säuglings und Kleinkindes bleibt am besten sich selbst überlassen.

■   Das Kleinkind sucht seinen Fähigkeiten entsprechend geeignete Körperpositionen auf und wechselt vor allem ständig zwischen Be- und Entlastung. Einseitige Überlastung ist dadurch ausgeschlossen. Langsame, schrittweise Belastung der Zwischenwirbelabschnitte sorgt dafür, dass die Gefäßversorgung der Bandscheibe möglichst lange aufrechterhalten bleibt, und gibt dem Bandscheibengewebe, vor allem den Zellen Gelegenheit, sich allmählich auf die neue Belastungssituation einzustellen.

Auch das Spielkind findet, sich selbst überlassen, spontan zu einem regelmäßigen Haltungswechsel, der eine einseitige Überlastung des Bewegungsapparates verhindert.

Jedes Kind hat seinen Spielrhythmus, in dem sich Aktivitätsphasen und Ruhepausen abwechseln. Im Kindergarten, in der Schule und zu Hause vor dem Fernsehapparat beginnen für das Kleinkind die täglichen langen Sitzperioden. Die Sitzposition als Standardhaltung des

Menschen wird dem Kleinkind schon frühzeitig anerzogen und aufgezwungen. Das Kind erliegt dem Sitzzwang umso eher, als es in seiner Umgebung fast ausschließlich sitzenden Erwachsenen begegnet. Die Erwachsenen ermahnen die Kinder außerdem noch ständig, ruhig und aufrecht zu sitzen, ohne herumzuhampeln. Die immer wieder vorgebrachte Forderung nach der täglichen Turnstunde ist von unserem Standpunkt dahingehend zu erweitern, dass in verlängerten Pausen zwischen den Unterrichtsstunden regelmäßig Gymnastikübungen am Boden oder an der Sprossenwand durchgeführt werden sollten. Es reicht unter Umständen vollständig aus, wenn man den Kindern erlaubt, auf Turnmatten herumzukriechen und zu rollen.

Die Kinder sollten außerdem in der Schule im Rahmen des Sport- und Biologieunterrichtes in verstärktem Maße über die Ursachen der degenerativen Wirbelsäulenerkrankungen informiert werden und durch praktische Übungen erlernen, wie man richtig sitzt, trägt, hebt usw.

■   Bewegungsabläufe und Haltungen lassen sich im Kindesalter leichter erlernen als beim Erwachsenen:
Die Rückenschule gehört in die Schule.

Die Aufgabe der Rückenschule besteht darin, allen Kindern in der Schule ebenso wie Lesen, Schreiben und Schwimmen auch richtige Haltungen und Verhaltensweisen beizubringen, damit sie später keine Beschwerden bekommen.

Wesentliche Lerninhalte der Rückenschule im Kindesalter sind die Regeln 3, 4 und 5 (s. »Die zehn Regeln der

Rückenschule«, S. 14), das heißt die richtige Körperhaltung beim Bücken, Heben und Tragen. Das richtige Aufheben von Gegenständen, die auf dem Fußboden liegen, und das Heben und Tragen schwerer Kisten kann man im Turnunterricht gut üben lassen.

▓ Empfehlenswert ist es, die Rückenschule spielerisch aufzuziehen, etwa als Wettbewerb mit Minuspunkten für Haltungsfehler. Wiederholungen und Wechsel der zu tragenden Gegenstände prägen die Bewegungsabläufe ein.

Wenn die Kinder ihre Lehrer und Eltern ermahnen, den Rücken beim Heben und Bücken gerade zu halten und dabei die Knie- und Hüftgelenke zu beugen, ist das Ziel der Rückenschule im Kindesalter erreicht. Für die Vorbeugung von Rückenschäden im Kindesalter ist auch die richtige Sitzhaltung von Bedeutung.

▓ Schulmöbel müssen den Kindern durch Sitzproben individuell angepasst werden, da es bei Kindern – auch innerhalb eines Jahrganges – erhebliche Größenunterschiede gibt. Die Sitzflächenhöhe muss so angepasst sein, dass die Füße flach auf dem Boden stehen und an den Kniegelenken ein Beugewinkel von 90 Grad, in Ausnahmefällen etwas darunter, keinesfalls aber darüber, entsteht.

▓ Die Tischfläche sollte einen Neigungswinkel von 16 Grad haben. Augenärzte und Orthopäden haben immer wieder darauf hingewiesen, dass angewinkelte Arbeitsflächen beim Lesen und Schreiben die Sitzhaltung des

Abb. 36 Einfluss der geraden und schrägen Tischplatte auf die Haltung des Schülers beim Lesen und Schreiben.

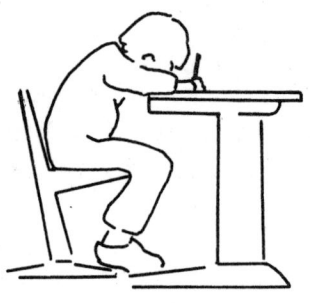

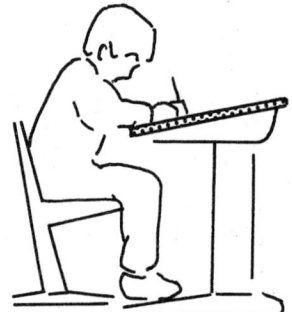

a) Um den Lese- bzw. Schreibtext auch in den oberen Abschnitten der Schreibunterlage deutlich überblicken zu können, muß der Schüler sich weit nach vorn beugen, was nur unter starker Rundrücken-bildung möglich ist.

b) Der verbesserte Einblickwinkel bei schräger Tischplatte ermöglicht eine relativ aufrechte Sitzhaltung beim Lesen und Schreiben.

Schülers deutlich verbessern. Der bessere Blickwinkel ermöglicht bei schräger Tischplatte eine aufrechte Haltung, die bei horizontaler Tischplatte nicht möglich ist.

■   Die schräge Tischplatte ist im Übrigen auch für die Hausaufgaben zu empfehlen (siehe Abb. 36).

Erste Rückenschulregel:
Du sollst dich bewegen

Bei älteren Jugendlichen und Erwachsenen geht der spontane Drang zum regelmäßigen Haltungswechsel verloren. Die gleiche Körperposition wird oft viele Stunden lang freiwillig eingehalten.

▪ Jede Haltungskonstanz, sei es Sitzen, Stehen oder Liegen, führt nach einer bestimmten Zeit zum Stillstand des Stoffaustauschs an den Bandscheibengrenzen.

Anhaltende konstante Belastung, wie z. B. langes Sitzen und Stehen, führt zur Flüssigkeitsabgabe. Wasser und Stoffwechselsubstrate können in dieser Phase gegen das Druckgefälle nicht aufgenommen werden. Umgekehrt können bei anhaltender Entlastung Flüssigkeit und Schlacken nicht abgegeben werden. Wie unsere Druckmessungen gezeigt haben, bringt jede Haltungsänderung auch eine Änderung des Bandscheibendruckes und damit eine Beschleunigung, Verlangsamung oder Umkehr des Flüssigkeitsstromes an der Bandscheibengrenze mit sich.

Der Pumpmechanismus für die Flüssigkeits- und Stoffwechselverschiebungen im Zwischenwirbelabschnitt wird nur durch Rumpfbewegungen mit regelmäßigem Wechsel zwischen Be- und Entlastung aufrechterhalten.

▪ Der Tagesablauf des Menschen sollte deswegen häufige Haltungsänderungen mit möglichst vielen Entlastungsphasen enthalten. Vom ernährungsphysiologischen Standpunkt aus erscheint daher kurzfristiges Heben und Tragen (unter Berücksichtigung bestimmter Bewegungsabläufe), Bücken, Springen, Fallen usw. weniger bandscheibenschädigend als z. B. lang dauerndes Sitzen und Stehen in unveränderter Stellung.

Kontinuierliche Sitzperioden (Auto fahren, Schreibtischarbeit, Lesen, Fernsehen) gehören bei den meisten Menschen zur normalen Tagesbeschäftigung. Beim Auto fahren spielt die Dauer der Zwangshaltung eine größere Rolle als Erschütterungen, Beschleunigungs- und Bremsvorgänge.

▪ Der Autofahrer sollte, wie es schon vielfach empfohlen wird, so oft als möglich seine Fahrt unterbrechen und Bewegungsübungen durchführen.

Haltungskonstanz in ungünstiger Körperposition mit Verbiegung der Wirbelsäule führt außerdem zu Verlagerungen des zentralen mobilen Bandscheibengewebes.
Bei langem Sitzen in vornübergeneigter Haltung formt sich die Bandscheibe zu einem hinten hohen Keilkissen, das sich beim Aufrichten wegen der Trägheit des Gewebes unter Umständen nicht schnell genug abflachen kann. Die vermehrte hintere Bandscheibenmasse gerät bei der Wiederaufrichtung in den Nussknacker der hinteren Wirbelkanten. So können sich Bandscheibenvorwölbungen einklemmen, die sich als

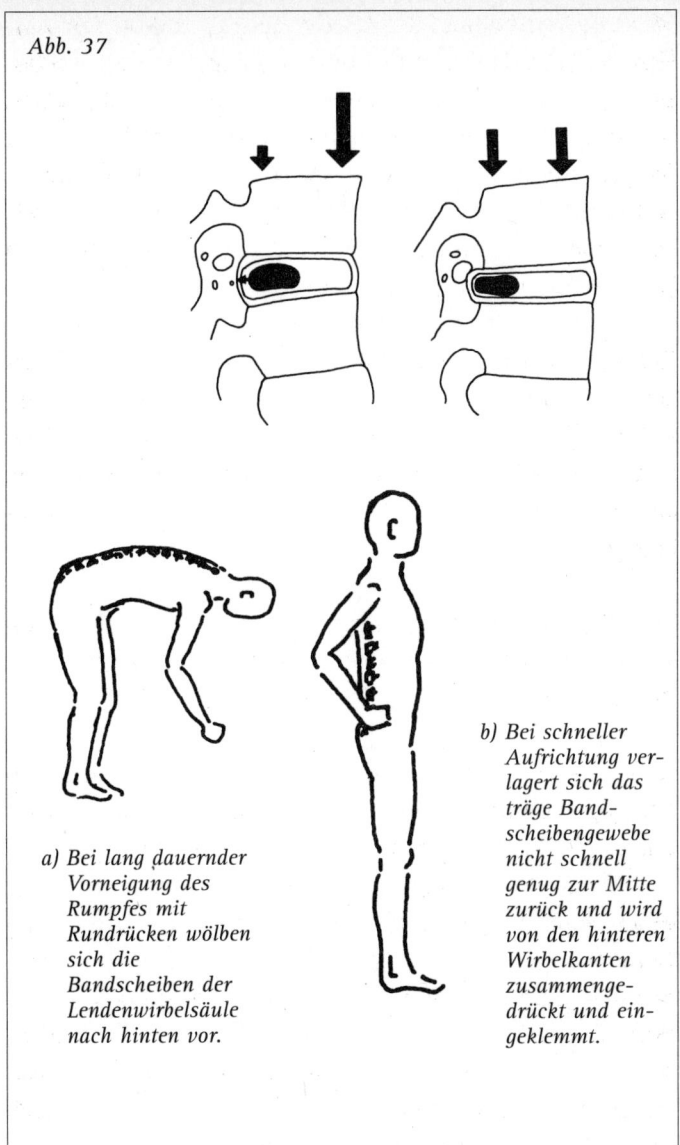

Abb. 37

a) Bei lang dauernder Vorneigung des Rumpfes mit Rundrücken wölben sich die Bandscheiben der Lendenwirbelsäule nach hinten vor.

b) Bei schneller Aufrichtung verlagert sich das träge Bandscheibengewebe nicht schnell genug zur Mitte zurück und wird von den hinteren Wirbelkanten zusammengedrückt und eingeklemmt.

lahmes Kreuz bzw. Hexenschuss nach längeren Autofahrten kenntlich machen.

■ Zur Vorbeugung derartiger Erscheinungen sollten
disponierte Personen sich möglichst langsam aufrichten
oder noch vor dem Aufstehen und Aufrichten einige
Streckübungen durchführen.

■ Durch abgerundete und ausgeglichene Bewegungsabläufe und viel Bewegung sorgt man dafür, dass der Gallertkern immer im Bandscheibenzentrum bleibt und sich
nicht zum Rand verlagert.

**Diese Überlegungen gelten nicht nur für das Sitzen, son-
dern grundsätzlich auch für alle anderen langdauernden
Tätigkeiten, bei denen man nicht die Haltung verändern
kann.**

Richtig sitzen

Das Sitzen wird zu Unrecht als allgemein bandscheiben-schädigend angesehen. Viele Kreuzschmerzgeplagte sind froh, wenn sie sich nach längerem Stehen und Gehen, z. B. im Museum oder beim Einkaufen, einmal kurzfristig hinsetzen können. Die bis dahin unerträglichen Kreuz-schmerzen gehen dann sofort zurück. Der Grund hierfür ist der Übergang von der für die unteren lumbalen Bewe-gungssegmente ungünstigen Hyperlordosierung (Hohl-kreuzbildung) nach längerem Stehen in Streckstellung der Lendenwirbelsäule beim Sitzen; denn hierbei erwei-tern sich die Zwischenwirbellöcher, der Wirbelkanal wird größer. Beim Sitzen mit Knie und Hüftbeugung sowie Aufhebung der Lendenlordose nimmt die Wirbelsäule ihre einem früheren Entwicklungsstand entsprechende Krüm-mungsform ein. Die Sitzhaltung stellt einen entwick-lungsgeschichtlich älteren Erwerb dar als die volle Auf-richtung, welche mit einer Streckung in den Hüften verbunden ist. Charakteristisch ist, dass beim Sitzen alle durch den aufrechten Stand erworbenen Haltungen wie Lendenlordose, Hüft- und Kniestreckung aufgehoben sind. Diese Körperhaltung entspricht auch der entlasten-den Stufenlagerung, allerdings um 90° gedreht, sodass die Schwerkraft als Belastungsfaktor hinzukommt. Um eine möglichst geringe und gleichmäßige Druckbelastung zu gewährleisten, ist deswegen die richtige Sitzhaltung von entscheidender Bedeutung.

Für richtiges Sitzen gilt die Rückenschulregel Nr. 6:

- Halte beim Sitzen den Rücken gerade!
- Stütze den Oberkörper ab!
- Wechsle die Sitzhaltung!

Da Sitzen als Ruhehaltung nicht mit Muskel- und Halte-arbeit verbunden sein sollte, ist es nicht immer einfach, bequemes erholsames Sitzen auch mit einer wirbelsäu-lenschonenden Haltung zu verbinden. Die aktive gerade Haltung des Rückens durch Anspannung der Rumpf-muskeln ist auf die Dauer viel zu anstrengend und wird trotz der Ermahnung »Halt dich gerade, sitz aufrecht!« nicht lange durchgehalten. Der Mensch verfällt nach kurzer Zeit in eine erschlaffte Ruhehaltung, die meistens mit der schädlichen Rundrückenbildung einhergeht. Da die Rückenkrümmungen über die Beckenkippung durch Hüftbeugung- und Streckung beeinflusst werden kön-nen, ist es möglich, über eine bestimmte Beinhaltung in der jeweiligen Sitzposition passiv den Rücken gerade einzustellen, auch ohne die Rumpfmuskeln betätigen zu müssen. Wenn man davon ausgeht, dass Oberschenkel und Wirbelsäule im Becken durch Muskeln und Bänder in einer bestimmten Stellung aufgehängt sind, bedeutet das Bewegen des einen auch die Mitbewegung des ande-ren. Hüftbeugung führt zur Ausbiegung der Wirbelsäule nach hinten bis zum Rundrücken, und Hüftstreckung bewirkt eine Ausbiegung der Wirbelsäule nach vorn bis zum Hohlkreuz. Die Übertragung der Beinbewegung auf die Lendenwirbelsäule tritt umso eher ein, je kürzer und unelastischer Gelenkkapsel, Bänder und Muskeln sind –

was beim wenig oder gar nicht trainierten Menschen in der Regel zutrifft.

Vordere, mittlere und hintere Sitzhaltung

Je nachdem ob sich Oberkörper und Kopf mehr vor, über oder hinter dem Gesäß befinden, unterscheidet man drei verschiedene Sitzhaltungen: vordere, mittlere und hintere Sitzhaltung. In der vorderen und mittleren Sitzhaltung muss man die Rumpfmuskeln anspannen, besonders wenn man aufrecht sitzen will. Man spricht deswegen auch von aktiver Sitzhaltung im Gegensatz zur hinteren Sitzhaltung, die keine Muskelhaltearbeit erfordert und deswegen als passive Sitzhaltung bezeichnet wird.

Zu jeder dieser Sitzhaltungen gibt es wiederum Varianten mit Hohlkreuz, geradem oder rundem Rücken, Oberkörper abgestützt, unabgestützt, Rücken angelehnt, nicht angelehnt, Hüften stark, leicht gebeugt, gestreckt, Knie stark, leicht gebeugt, gestreckt usw. Dies wären allerdings lediglich die Varianten, wenn man den Sitzenden von der Seite betrachtet. Außerdem gibt es noch, von vorn bzw. hinten betrachtet, das Sitzen auf der rechten oder linken Seite des Stuhles, mit dem rechten oder linken Arm abgestützt oder die Beine übereinandergeschlagen – mal rechts, mal links.

Da das obere Ende der Wirbelsäule durch den immer geradeaus gerichteten Blick fixiert ist, entstehen je nach Sitzgelegenheit und Sitzhaltung verschiedene Wirbelsäulenausbiegungen, die durch Einstellung und Sitzgestaltung verändert werden können.

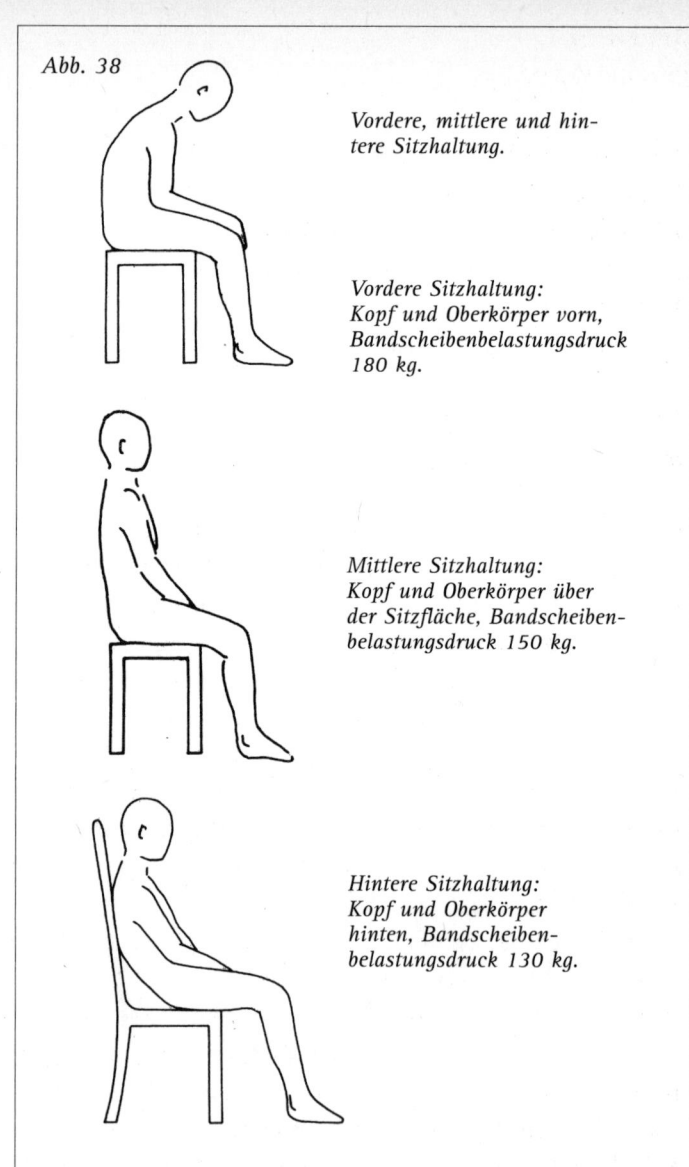

Abb. 38

Vordere, mittlere und hintere Sitzhaltung.

Vordere Sitzhaltung:
Kopf und Oberkörper vorn,
Bandscheibenbelastungsdruck
180 kg.

Mittlere Sitzhaltung:
Kopf und Oberkörper über
der Sitzfläche, Bandscheibenbelastungsdruck 150 kg.

Hintere Sitzhaltung:
Kopf und Oberkörper
hinten, Bandscheiben-
belastungsdruck 130 kg.

Tabelle 4
Sitzhaltungen

Vordere – mittlere – hintere
Rücken gerade – Rücken krumm
Arme abgestützt – Arme frei hängend
Rücken angelehnt – Rücken nicht angelehnt
Hüften stark, leicht gebeugt, gestreckt
Knie stark, leicht gebeugt, gestreckt
symmetrisch, asymmetrisch
(rechts abgestützt, links abgestützt)
Rechtes, linkes Knie höher, tiefer als Hüfte

Aus den in Tabelle 4 aufgeführten Sitzhaltungen ergeben sich zahlreiche (einige Tausend) Kombinationen, die für das dynamische Sitzen von großer Bedeutung sind.

In folgenden Abschnitten sind nur die wichtigsten bzw. gebräuchlichsten Sitzhaltungen wiedergegeben.

Rückenschule der vorderen Sitzhaltung
In der vorderen unabgestützten Sitzhaltung mit Rundrücken ist der Bandscheibenbelastungsdruck am größten. Möglichkeiten zur Verschiebung des Gallertkernes nach hinten sind gegeben.

Das Geraderichten der Wirbelsäule in der vorderen Sitzhaltung bei gebeugten Hüft- und Kniegelenken erfordert sehr viel Haltearbeit der Rückenstreckmuskeln. Die gewünschte Geradestellung der Wirbelsäule in der vorderen Sitzhaltung ohne viel Anstrengung ist nur zu erreichen, wenn man den Oberkörper auf den Oberschenkeln (b) oder am Tisch (c) abstützt. Aber auch hier wird

Abb. 39

Vordere Sitzhaltung

falsch

a) *Vordere Sitzhaltung falsch:
Rundrücken unabgestützt.*

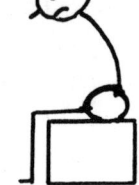

richtig

b) *Vordere Sitzhaltung richtig:
Arme an den Oberschenkel
abgestützt, Rücken gerade.*

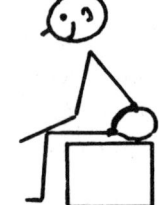

richtig

c) *Vordere Sitzhaltung richtig:
am Tisch abgestützt, Rücken
gerade*

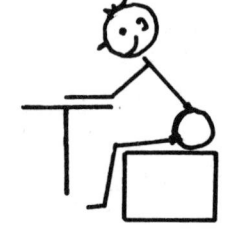

richtig

d) *Vordere Sitzhaltung richtig:
Arme am Tisch abgestützt,
Rücken gerade, Knie tiefer
als Hüfte.*

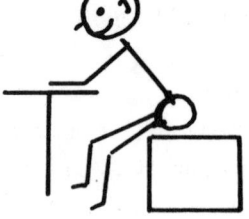

sich bei Verkürzung des hinteren Muskel- und Bänder-komplexes, insbesondere der so genannten Ischiokrural-muskeln, eine Rundrückenhaltung einstellen, wenn die Hüfte stark gebeugt ist. Eine automatische Geraderich-tung der Wirbelsäule wird nach den Gesetzmäßigkeiten des Lenden-, Becken-, Beinsystems erreicht, wenn man in der vorderen Sitzhaltung die Hüftgelenke weniger an-winkelt und die Knie nach unten, das heißt unter das Hüftniveau bringt.

Vordere Sitzhaltung: MERKE!
Sitzt man oberkörpervorn:
- **Arme am Oberschenkel oder Tisch abstützen**
- **Knie tiefer als Hüfte**

Rückenschule der mittleren Sitzhaltung
In der mittleren Sitzhaltung als Standard Sitz- und Aus-gangsposition »vieler Sitzungen« finden sich Kopf- und Oberkörper lotrecht über dem Gesäß. Bei 90 Grad gebeug-ten Hüftgelenken wie in Abb. 40 a kommt es rasch zum Rundrücken, der nur in der Mitte punktförmig der Rü-ckenlehne anliegt. Bei dieser Winkelstellung der Hüfte wäre viel Haltearbeit nötig, um den Rumpf aufrecht mit geradem Rücken einzustellen (40 b). Um in der mittleren Sitzhaltung dem Rundrücken entgegenzuwirken und die Haltearbeit zu erleichtern, rutscht man auf der Sitzfläche so weit wie möglich nach hinten und lehnt den Rumpf ge-gen die Rückenlehne, soweit diese es zulässt. Da der Len-den-, Becken-, Beinwinkel in dieser Position kleiner ist, als es der Mittelstellung entspricht, gleitet das Gesäß leider auf

Abb. 40

Mittlere Sitzhaltung

falsch

a) Mittlere Sitzhaltung falsch: Rundrücken.

richtig

b) Mittlere Sitzhaltung richtig: Gerade Wirbelsäule, aber viel Rumpfhaltearbeit erforderlich.

richtig

c) Mittlere Sitzhaltung richtig: Gerade Wirbelsäule, angelehnt, Gesäß auf der Sitzflache ganz hinten, Arme seitlich oder am Oberschenkel abgestützt.

richtig

d) Mittlere Sitzhaltung richtig: Gerade Wirbelsäule, Knie tiefer als Hüfte, Beine leicht abgespreizt, Oberkörper wird auf dem Gesäß ausbalanciert.

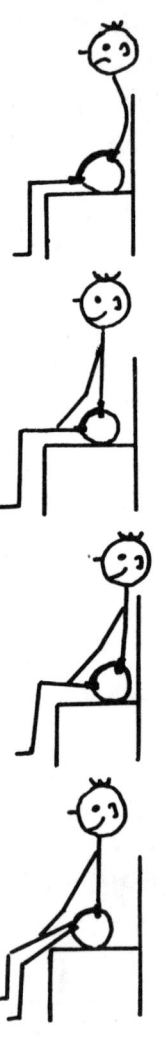

der Sitzfläche allmählich nach vorn, bis eine hintere Sitz-haltung entsteht.

Eine aufrechte Wirbelsäuleneinstellung in der mittle-ren Sitzhaltung ohne Rückenlehne erreicht man durch Stabilisierung des Beckens mit abgeschwächter Hüftbeu-gung (Knie tiefer als Hüfte) und leicht abgespreizten Bei-nen (40 d). Der Oberkörper wird auf dem Becken ausbal-anciert, ohne dass viel Haltearbeit nötig ist. Auch hier sollte der Oberkörper mit den Armen bzw. Händen am Oberschenkel abgestützt werden.

Durch eine nach vorn abgeschrägte Sitzfläche oder ein Keilkissen (hinten hoch, vorne flach) kann man diese Sitz-position unterstützen.

Mittlere Sitzhaltung: MERKE!
Sitzt man oberkörperaufrecht (mit Rückenlehne):
▦   auf der Sitzfläche so weit wie möglich nach hinten rutschen mit den Armen (an der Seitenlehne oder am Oberschenkel) abstützen

Sitzt man oberkörperaufrecht: (ohne Rückenlehne)
▦   Knie tiefer als Hüfte
▦   Beine leicht abgespreizt
▦   Oberkörper ausbalancieren

Rückenschule der hinteren Sitzhaltung
In der hinteren Sitzhaltung befinden sich Kopf- und Ober-schenkel hinter dem Gesäß. Die Rückenlage ist besonders angenehm und erholsam, weil keine Muskelhaltearbeit nötig ist. Ein großer Teil des Oberkörpergewichts wird von der Rückenlehne übernommen, der Bandscheibenbelas-

Abb. 41

Hintere Sitzhaltung

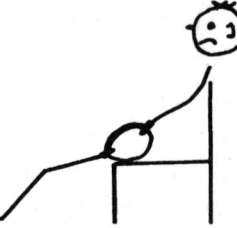

falsch

*a) Hintere Sitzhaltung schlecht:
Knie tiefer als Hüfte,
Beckenkippung nach vorn durch
relative Streckstellung der Hüfte,
Hohlkreuz.*

richtig

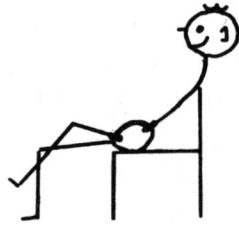

*b) Hintere Sitzhaltung gut:
Knie höher als Hüfte,
mehr Hüftbeugung bringt
gerades Becken und
Geradhaltung der
Lendenwirbelsäule.*

richtig

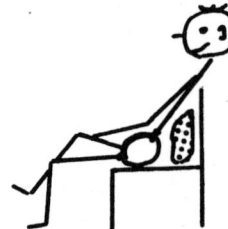

*c) Hintere Sitzhaltung gut:
Zusätzliche
Rückenunterstützung
durch ein Kissen.*

am besten

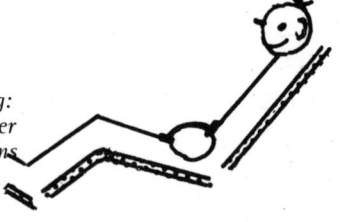

*d) Am besten:
Entlastende Sitzhaltung:
Optimale Einstellung der
Wirbelsäule, des Beckens
und der Oberschenkel.*

tungsdruck verringert sich dadurch um so mehr, je schräger man sitzt.

Befinden sich in hinterer Sitzhaltung beide Füße auf dem Boden, gerät mit der Vergrößerung des Winkels zwischen Rumpf und Oberschenkel das Hüftgelenk in eine zunehmende Streckung, die mit einer unangenehmen Beckenkippung und Hohlkreuzbildung im unteren Wirbelsäulenabschnitt verbunden ist (41 a). Diese Situation tritt insbesondere bei Untrainierten ein, bei denen verkürzte Gelenkkapseln- und Bänder das Becken schon unter geringer Hüftbeugung- oder Streckung mitgehen lassen.

Durch Hüftbeugung stellt man den ursprünglichen Lenden-, Becken-, Beinwinkel mit Entspannung der Muskeln und Bänder wieder her. Diese erreicht man am einfachsten durch Übereinanderschlagen der Beine (41 b), wenn keine Hilfsmittel, z. B. Fußstützen, zur Verfügung stehen.

Zu starke Hüftbeugung führt nach den beschriebenen Gesetzmäßigkeiten wiederum zur Rundrückenbildung mit Durchhängen des Rückens, was man mit einem Kissen (41 c) verhindern kann. Seitliches Abstützen der Arme erleichtert weiterhin den Oberkörper, und zwar bei asymmetrischer hinterer Sitzhaltung, mal an der rechten und mal an der linken Armlehne.

Man muss sich mithilfe der Rückenschule seine hintere Sitzhaltung so gut wie möglich einrichten, um einerseits bequem und erholsam zu sitzen und andererseits durch verschiedene Winkelstellungen der Beine die Wirbelsäule gerade zu halten. Ideale Voraussetzungen für ein entspanntes fehlerfreies Sitzen bietet die entlastende Sitzhaltung, in der die optimalen Winkelstellungen Wirbelsäule, Becken und Oberschenkel vorgegeben sind (41 d).

Hintere Sitzhaltung: MERKE!
Sitzt man oberkörperhinten:
- Knie höher als Hüfte
- Mit den Armen seitlich abstützen

Entlastende Sitzhaltung

Die ideale Sitzhaltung ist die, welche Bandscheiben, Bänder und Muskeln am wenigsten belastet. Da es nur im Liegen zu einer vollständigen Entlastung aller dieser Elemente kommt, sind bei lang dauernden Sitzperioden nach Möglichkeit Sitzpositionen anzustreben, die der Horizontallagerung am nächsten kommen. Diesem Bedürfnis folgen die meisten schon dadurch, dass sie bei ausreichend langer Sitzfläche auf dieser immer weiter nach vorn gleiten und den Rumpf schräg stellen. Es entsteht die extreme hintere Sitzhaltung mit zurück gedrehtem Becken. Diese ist jedoch aus den oben genannten Gründen nicht zu empfehlen. Wird nun die Rückenlehne den normalen Wirbelsäulenkrümmungen entsprechend gestaltet und die Kopf-Hals-Region zusätzlich in günstigerem Winkel unterstützt, ergibt sich bei einem Neigungswinkel der Rückenlehne von 45 Grad eine Sitzhaltung, die eine Entlastung von Wirbelsäule, Bändern und Muskeln gewahrleistet. Die Haltearbeit, welche Rumpf und Muskulatur aufbringen müssen, ist in dieser *entlastenden Sitzhaltung* gering.

Der Belastungsdruck der Bandscheiben reduziert sich in allen Wirbelsäulenabschnitten. Im Bereich der Lendenwirbelsäule liegt er unter 80 kg und nähert sich weitgehend dem Wert der Horizontallagerung. In dieser Sitzhaltung werden ebenso wie beim Liegen Flüssigkeit und Stoffwechselbaustoffe in den Bandscheibeninnenraum aufgenommen.

Bei der entlastenden Sitzhaltung darf die Rückenlehne nicht allzu weich sein und muss in der Hals- und Lendenwirbelsäule eine geringe, der in dieser Position abgeflachten Lendenlordose entsprechende Vorwölbung aufweisen. Mit Vergrößerung des Winkels zwischen Oberschenkel und Rumpfachse auf 135 bzw. 125 Grad und durch Abstützung der Lendenwirbelsäule wird die Beckenkippung nach hinten verringert. Es ergeben sich Hauptabstützpunkte am Übergang zwischen Brust- und Lendenwirbelsäule sowie am Hinterhaupt. Um den Blickwinkel zu verbessern, ist die Kopfachse gegenüber der Körperachse um 10 bis 20 Grad nach vorn geneigt. Eine der Oberschenkellänge angepasste Sitztiefe, die um etwa 10 Grad von vorn nach hinten abfallende Sitzfläche und Fußstützen vermeiden ein Nachvorngleiten auf dem Sitz.

Die Angleichung der Sitzhaltung an die Horizontallagerung mit einem solchen 45-Grad-Sitz ist bei einigen beruflichen Tätigkeiten, vor allem aber in der Freizeit möglich. Bei verstellbaren Freizeit- und Fernsehliegen kann man diese entlastende Sitzhaltung ohne weiteres einstellen.

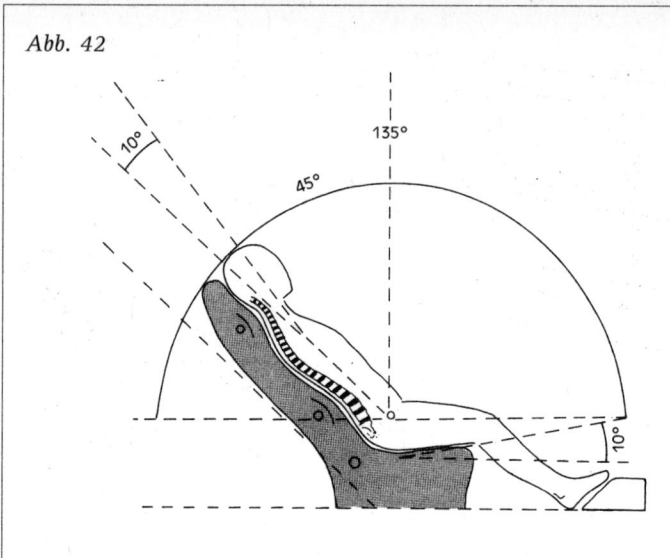

Abb. 42

Entlastende Sitzhaltung:
Bandscheibenbelastungsdruck unter 80 kg durch Schrägstellung
der Rückenlehne auf 45 Grad. Unterstützung der Hals- und
Lendenwirbelsäule durch verstellbare Vorwölbungen mit indivi-
dueller Anpassung an die Rückenform.

▓ Beim Lesen, Fernsehen, Telefonieren, Diktieren usw. sollte prinzipiell diese entlastende Sitzhaltung eingenommen werden.

▓ Beim Fernsehen in der entlastenden Sitzhaltung muss der Fernsehbildschirm der Blickrichtung angepasst werden, wie es in Abb. 43 angegeben ist.

Mit der Einnahme der entlastenden Sitzhaltung mehrmals am Tage kommt es zu dem gewünschten Wechsel zwischen Be- und Entlastung der Zwischenwirbelabschnitte, der für die Ernährung des Bandscheibengewebes so wichtig ist.

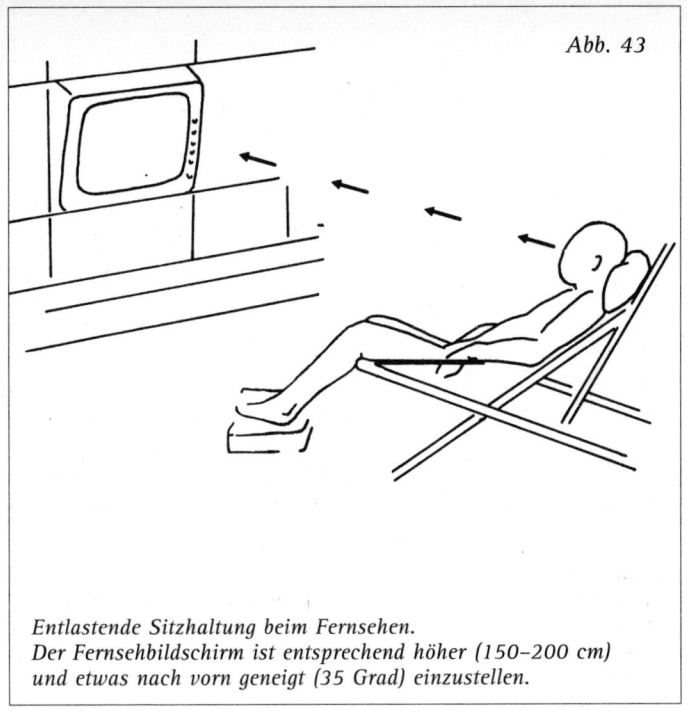

Abb. 43

Entlastende Sitzhaltung beim Fernsehen.
Der Fernsehbildschirm ist entsprechend höher (150–200 cm)
und etwas nach vorn geneigt (35 Grad) einzustellen.

Sitzen am Arbeitsplatz

Für das Sitzen in aufrechter Haltung mit der erforder-
lichen Vertikaleinstellung der Wirbelsäule gibt es bereits Richtlinien, die vom Arbeitskreis Sitzmöbel der
Deutschen Orthopädischen Gesellschaft aufgestellt wurden. Danach sollte die Lendengegend mit einer geeigneten Rückenlehne, die bis zum Beckenrand reicht,
starr abgestützt sein. Stühle müssen Armlehnen haben,
damit ein Teil des Oberkörpergewichtes wenigstens zeit-
weise mit dem Ellenbogen seitlich abgestützt werden

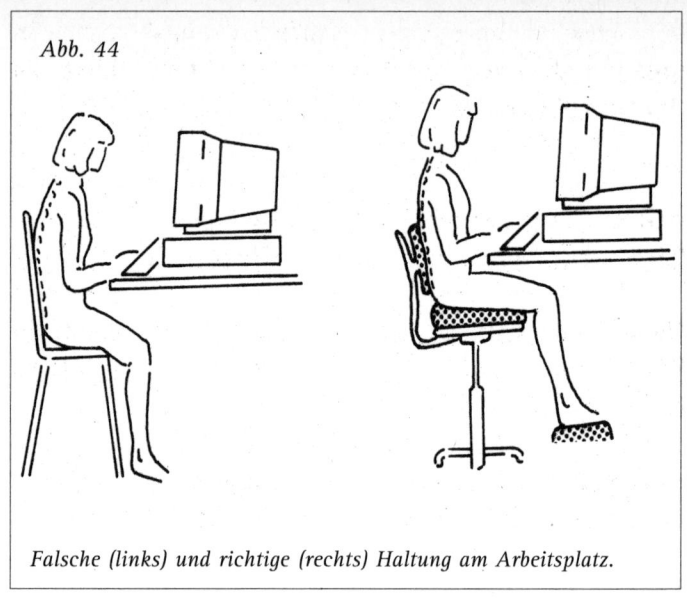

Abb. 44

Falsche (links) und richtige (rechts) Haltung am Arbeitsplatz.

kann. Hiermit wird auch die Haltearbeit der Schulternackenmuskeln verringert.

■ Die Sitztiefe richtet sich nach der Oberschenkellänge. Die Sitzfläche soll in einem Winkel von etwa 5 Grad von vorn nach hinten abfallen.

■ Die Tischhöhe muss bei handschriftlichen Arbeiten so bemessen sein, dass man die Unterarme frei auflegen kann, ohne die Schultern heben zu müssen.

Eine Anpassung des Arbeitsplatzes, an dem viele Menschen einen großen Teil des Lebens verbringen müssen, an die individuellen Körpermaße ist notwendig und erfolgt am besten durch Sitzproben.

■ Falsche Abmessungen haben Haltungskonstanz in ungünstiger Körperposition zur Folge und führen zu Bandscheibenschäden.

Rückenschule bei ungeeigneten Sitzmöbeln, dynamisches Sitzen

Nicht immer trifft man im Kino, auf der Parkbank oder in Warteräumen auf ideale Sitzmöbel, die den individuellen Körpermaßen entsprechen.

Es gibt jedoch gewisse Anhaltspunkte dafür, wie man es sich auch auf weniger geeigneten Sesseln, Stühlen oder gar auf der Erde bequem machen kann.

Stuhl mit Rückenlehne
In der hinteren Sitzhaltung sollte man immer darauf achten, dass ein, besser beide Knie höher als die Hüfte eingestellt sind, um die Lendenwirbelsäule beim Sitzen in eine Mittelstellung zu bringen. Durch Übereinanderschlagen der Beine, Aufsetzen der Füße auf eine erhöhte Unterlage oder Abstützen der Kniegelenke am Vordersitz wie im Kino kann man dem Kreuz Erleichterung verschaffen.

Mit Schrägstellen des Rückens und Anlehnen an die Rückenlehne, soweit sie dies zulässt, kann man einen Teil des Oberkörpergewichtes ableiten. Bei gerader hoher Lehne ist in den entstehenden Hohlraum zwischen Lendenwirbelsäule und Lehne ein Kissen zu stopfen, notfalls vorübergehend die Faust. Bei gerader hoher Lehne sind dieser Sitztechnik leider Grenzen gesetzt, weil der Ober-

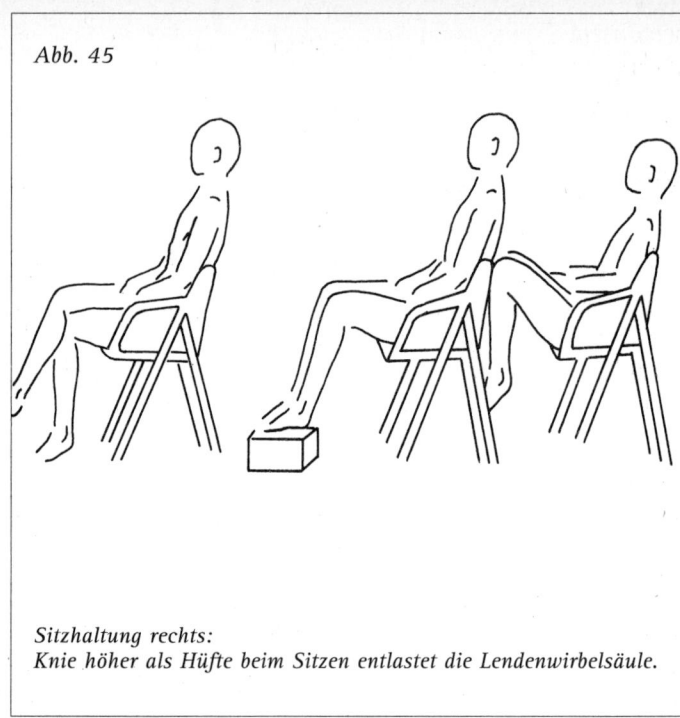

Abb. 45

Sitzhaltung rechts:
Knie höher als Hüfte beim Sitzen entlastet die Lendenwirbelsäule.

körper nicht nach hinten ausweichen kann. Das Sitzen auf Stühlen (vornehme Eßzimmerstühle) oder Bänken (Kirchenbänke) mit hohen Rückenlehnen und vielleicht noch zu kurzer Sitzfläche, kann für Rückenleidende zur Tortur werden.

Ist die Rückenlehne kurz, kann man den oberen Teil der Lendenwirbelsäule an der Oberkante abstützen und den Oberkörper hinten etwas überhängen lassen. Je schräger der Rücken eingestellt werden kann, um so günstiger ist es für die Bandscheiben, bis schließlich über die entlastende

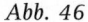

Abb. 46

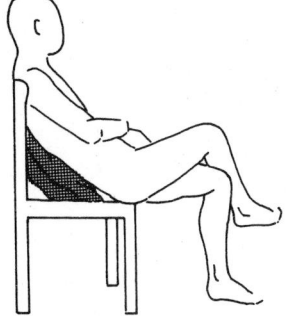
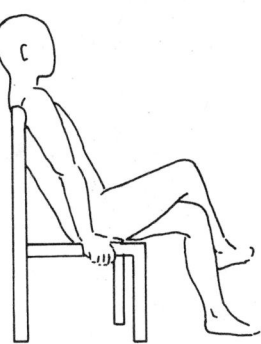

Hintere Sitzhaltung auf Stuhl mit hoher, gerader Lehne.

Wirbelsäulenentlastung durch Übereinanderschlagen der Beine und schräge (hintere) Sitzhaltung, Kissen ins Kreuz, ab und zu am Stuhlrand abstützen.

Sitzhaltung der Oberkörper sich der Horizontalen, das heißt der Liegehaltung nähert.

Mit zunehmender Rückneigung kann die Forderung Armabstützung vernachlässigt werden.

Armlehnen sollten immer benutzt werden, wenn sie auch noch so ungünstig angebracht sind. Der Abstützung des Oberkörpers kommt immer ein Vorrang zu, weil man hiermit die Lendenbandscheiben entlasten, bei geschickter Sitztechnik sogar etwas strecken kann.

Abb. 47

Hocker und Hochsitz

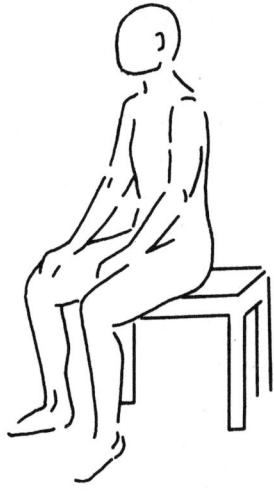 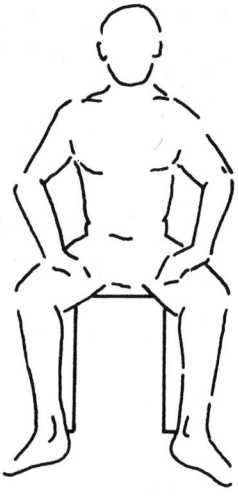

Mittlere Sitzhaltung als aktive und aufrechte Haltung.

Der Oberkörper wird über dem Gesäß ausbalanciert, die Hände stützen ihn an den Oberschenkeln zusätzlich ab.

Gespreizte Oberschenkel mit nach außen gestellten Füßen stabilisieren das Becken. Je nach Elastizität des hinteren Muskel-, Bänderkomplexes (speziell Ischiokruralmuskeln) fällt die Hüftbeugung mehr oder weniger stark aus und wird vom Rückenschullehrer so eingestellt, dass die Wirbelsäule gerade ist.

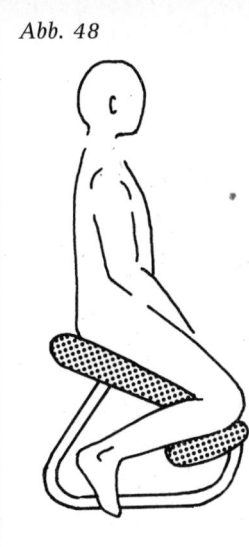

Abb. 48

Mittlere Sitzhaltung auf dem Hocksitz: Nach vorn geneigte Sitzfläche und gepolsterte Schienbeinauflage richten das Becken so weit auf, dass die Wirbelsäule geradegestellt ist. Der Oberkörper wird entsprechend der mittleren Sitzhaltung auf dem Becken ausbalanciert. Der Hüfteinstellwinkel richtet sich nach dem mittleren Spannungszustand des hinteren Muskel-, Bänderkomplexes (Ischiokruralmuskulatur). Der Hocksitz sollte nur kurzfristig und wechselnd mit anderen Sitzhaltungen eingenommen werden, da sonst Probleme an der Kniescheibe wegen relativ starker Kniebeugung auftreten könnten.

Sitzen auf dem Fußboden

Beim Sitzen auf dem Fußboden oder auf ganz niedrigen Sitzmöbeln muss man auf jeden Fall das Ausstrecken der Beine vermeiden, wenn keine Gelegenheit besteht, den Oberkörper abzustützen.

Auch der Schneidersitz mit überkreuzten Beinen ist wegen der starken Rundrückenbildung nicht zu empfehlen. Spätestens beim Aufstehen merkt der Rückengeschädigte, was er falsch gemacht hat.

Der Oberkörper muss unbedingt entweder nach hinten oder nach vorn mit den Armen abgestützt werden.

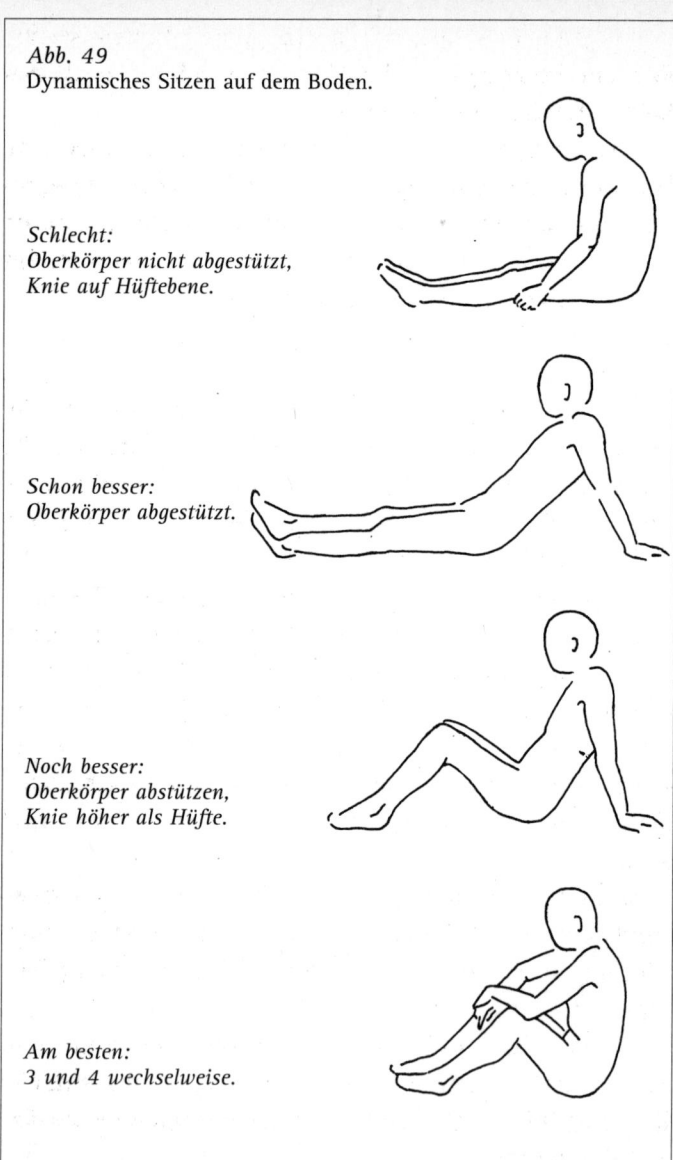

Abb. 49
Dynamisches Sitzen auf dem Boden.

Schlecht:
Oberkörper nicht abgestützt,
Knie auf Hüftebene.

Schon besser:
Oberkörper abgestützt.

Noch besser:
Oberkörper abstützen,
Knie höher als Hüfte.

Am besten:
3 und 4 wechselweise.

Auf jeden Fall muss man bei längeren Sitzperioden die Rückenschulregel Nr. 1 beachten und sich bewegen, das heißt öfter die Haltung ändern.

Wenn schon ein Aufstehen nicht erlaubt ist, um einige Schritte umherzugehen, was eigentlich das beste wäre, so kann man doch öfter die Sitzhaltung wechseln und immer darauf achten, dass wenigstens eine Anforderung an das bandscheibengerechte Sitzen erfüllt ist.

Dynamisches Sitzen

Es ist die Aufgabe der Rückenschule, eine Anleitung für lange Sitzperioden auf ungeeigneten Sitzmöbeln, z. B. Theater, Kino Dinner, Sitzungen zu geben, ohne dass eine Möglichkeit besteht, aufzustehen oder eine halbliegende entlastende Sitzhaltung einzunehmen.

Bei einem gewöhnlichen Stuhl mit gerader Rückenlehne beginnt man meistens mit der angelehnten mittleren Sitzhaltung. Man sollte diese Position so lange und sooft wie möglich einnehmen. Abwechselnd ist eine hintere Sitzhaltung mit Hüftbeugung (Knie höher als Hüfte) einzunehmen. Falls Armlehnen vorhanden sind, empfiehlt es sich, dabei den Oberkörper mal rechts und mal links abzustützen.

Soweit es die äußere Situation erlaubt, ist zwischendurch kurzfristig eine unangelehnte mittlere Sitzhaltung oder gar eine abgestützte vordere Sitzhaltung empfehlenswert.

Wenn eine vordere Abstützungsmöglichkeit etwa in Form einer Tischplatte vorhanden ist, erweitern sich die Kombinationsmöglichkeiten um die Varianten der vorderen Sitzhaltung.

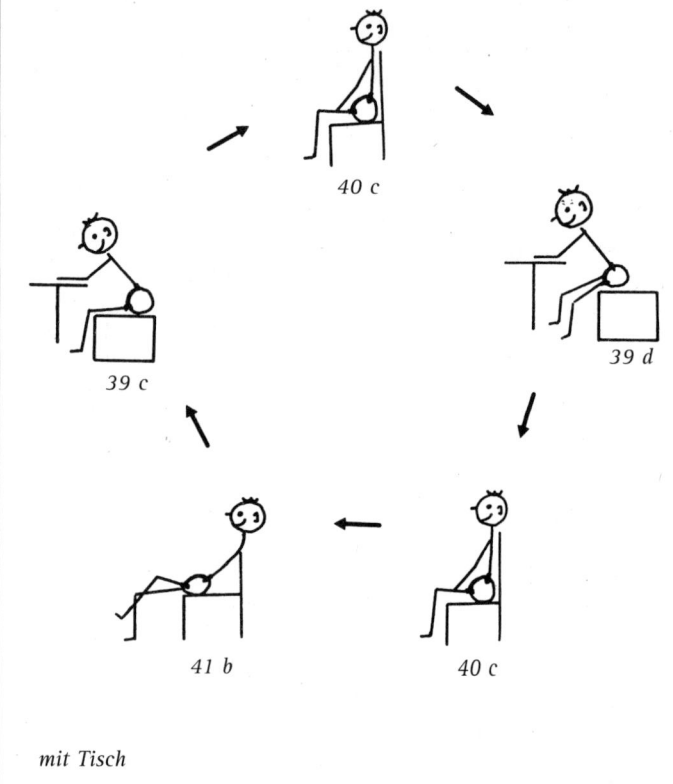

Abb. 50 Beispiel für dynamisches Sitzen auf einem Stuhl mit Tisch.

40 c

39 d

39 c

41 b

40 c

mit Tisch

Bei »längeren Sitzungen« sollte man bewusst einen regelmäßigen Wechsel der Sitzhaltungen anstreben und unter Anleitung des Rückenschullehrers sich einen bestimmten Sitzrhythmus zulegen. Gymnastische Übungen erweitern die Kombinationsmöglichkeiten. Dehnübungen für die hinteren Bänder und Muskeln (Ischiokruralgruppe) schaffen Voraussetzungen für die erstrebens-

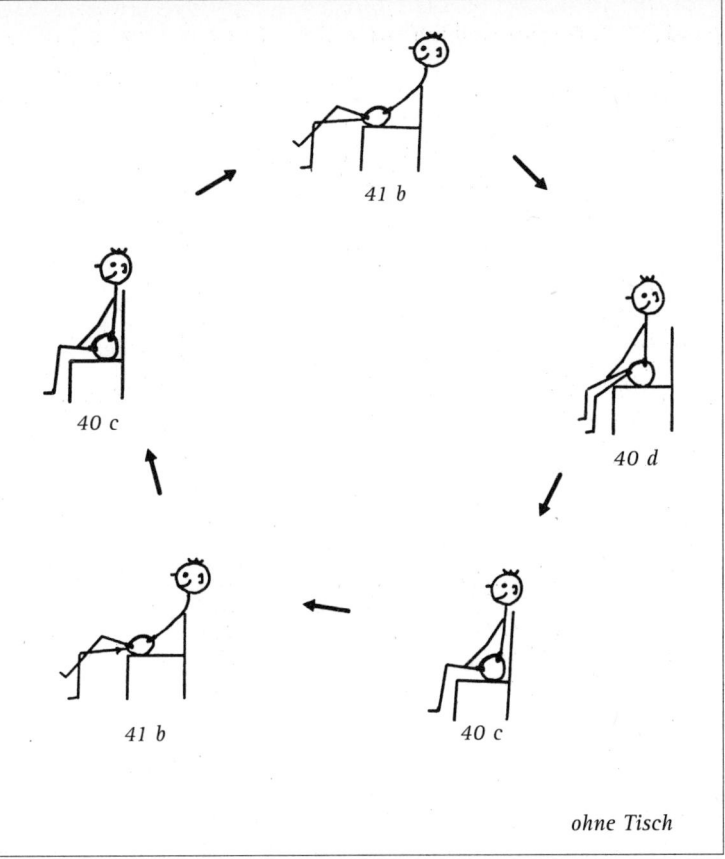

41 b

40 c

40 d

41 b

40 c

ohne Tisch

werte angelehnte aufrechte Sitzhaltung. Gekräftigte Rückenstrecker erlauben zudem vorübergehend eine unangelehnte aufrechte Sitzhaltung.

Die in der Rückenschule erlernten Sitzhaltungen lassen sich im übrigen bei längeren Sitzperioden bestens üben – wenn man in der Rückenschule das nötige »Sitzverständnis« erworben hat.

Richtiges Aufstehen nach dem Sitzen

Viele Bandscheibengeschädigte fühlen sich beim Sitzen trotz falscher Haltung wohl und haben keine Beschwerden. Erst wenn sie sich nach längerer Sitzperiode plötzlich erheben, merken sie, dass die Sitzhaltung nicht korrekt war, was man an der leicht vornüber geneigten Haltung erkennen kann.

Was ist passiert? Wenn der Rückenschwache seine Rückenschule vergisst und mit nach hinten ausgebogener Lendenwirbelsäule in einem weichen Sessel oder auf einem niedrigen Hocker sitzt, verformt sich die gelockerte Bandscheibe und der Gallertkern wandert nach hinten. Der Übergang vom tiefen Sitzen zum Stehen bedeutet für das Bewegungssegment den Wechsel von einer Extremstellung in die andere, das heißt von der total kyphotischen Einstellung (Vorderkantenbelastung, Rundrückenbildung) zur lordotischen Einstellung (Hinterkantenbelastung, Hohlkreuz). Das verschobene Bandscheibengewebe kann diesen Wechsel nicht so schnell nachvollziehen und wölbt sich zunächst hinten vor und gleitet erst nach wenigen Minuten ins Zentrum zurück. Vorübergehend besteht die Gefahr für einen Bandscheibenvorfall durch Einklemmung dieses Gewebes.

■ Wie kann man sich helfen? Zunächst ist längeres Sitzen in tiefen Sesseln grundsätzlich zu vermeiden. Man sollte sich lieber einen Stuhl geben lassen. Wenn man nun trotzdem längere Zeit mit einem Rundrücken sitzen musste, ist das Aufstehen gut vorzubereiten. Durch Anspannen der Rückenmuskeln, Aufrichten des Beckens und Strek-

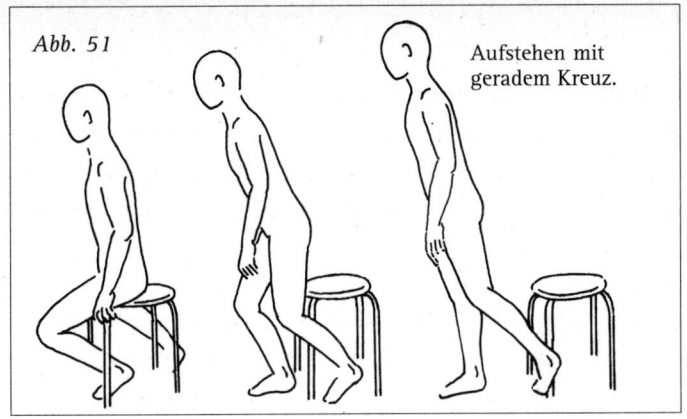

Abb. 51

Aufstehen mit
geradem Kreuz.

ken der Hüftgelenke ist zunächst die Ausbiegung der Lendenwirbelsäule nach hinten zu verringern. Vor dem Aufstehen sollte man sich durch Abstützen der Arme auf der Sitzfläche oder Lehne kurz aushängen und dann rückenschulgerecht aus den Knien heraus mit geradem Kreuz aufstehen.

■ Wenn man höher gesessen hat, ist das Aufstehen leichter, weil die Stellung der Bewegungssegmente derjenigen im Stehen angenähert ist. Aber auch hier geschieht das Aufrichten nicht mit Rundrückenbildung, sondern aus Knie und Hüfte heraus.

Sitzen im Auto

Alle Empfehlungen für richtiges Sitzen gelten grundsätzlich auch fürs Auto fahren. Beifahrer haben es dabei etwas besser als Fahrer, weil sie sich besonders bei verstellbaren

Sitzen ihre optimale Sitzposition aussuchen können und vor allem in der Lage sind, ständig die Haltung zu ändern, wie es der Rückenschulregel Nr. 1 entspricht. Dem Fahrer sind dagegen Grenzen gesetzt. Er hat sich mit drei Bedingungen abzufinden:

1. Er darf seine Sitzhaltung nicht wesentlich verändern.
2. Er muss von einer relativ geringen Sitzhöhe aus Lenkrad und Fußpedale gleichzeitig bedienen.
3. Er hat seinen Blick ständig auf die Fahrbahn vorauszurichten.

Damit hat der Fahrer nicht viele Bewegungsmöglichkeiten.

▓ Lange Autofahrten sollten häufiger unterbrochen werden.

Der Abstand zwischen Sitzfläche und Fahrzeugboden schwankt bei den gebräuchlichen Fahrzeugtypen zwischen 25 und 35 cm. Sportliche Fahrzeuge haben einen noch geringeren Abstand. Normale Stühle weisen z. B. einen Sitzflächenbodenabstand von mindestens 40 cm auf.

Die geringe Sitzhöhe im Auto bewirkt eine Höherstellung der Kniegelenke über die Hüfte, was eher einen Vorteil bedeutet. Man sollte diesen Vorteil nutzen und den Sitz nicht zu weit nach hinten schieben. Geringe Sitzhöhe und gebeugte Hüften bedeuten aber auch, dass das Becken nach hinten kippt und die Wirbelsäule eine starke Ausbiegung nach hinten im Sinne einer Kyphose (Rundrücken) bekommt. Eine Abstützung mit den Armen, wie sie beim Sitzen auf niedrigen Bänken und auf dem Boden Linderung verschafft, ist für den Fahrer nicht möglich, denn er

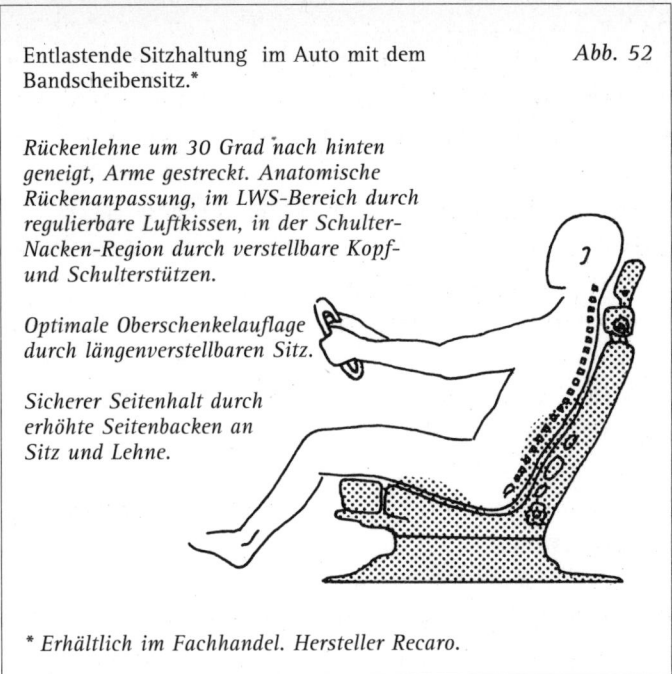

Entlastende Sitzhaltung im Auto mit dem Bandscheibensitz.*   *Abb. 52*

Rückenlehne um 30 Grad nach hinten geneigt, Arme gestreckt. Anatomische Rückenanpassung, im LWS-Bereich durch regulierbare Luftkissen, in der Schulter-Nacken-Region durch verstellbare Kopf- und Schulterstützen.

Optimale Oberschenkelauflage durch längenverstellbaren Sitz.

Sicherer Seitenhalt durch erhöhte Seitenbacken an Sitz und Lehne.

* Erhältlich im Fachhandel. Hersteller Recaro.

soll unbehindert das Lenkrad betätigen. Um eine Total-kyphose (Rundrücken) der Wirbelsäule zu verhindern, hat man immer wieder versucht, mit allen möglichen Rücken- und Lendenstützen die Wirbelsäule wieder zurückzudrü-cken. Der Mensch weicht diesem unangenehmen Druck jedoch unwillkürlich aus und rutscht auf dem Sitz nach vorn in eine hintere Sitzhaltung. Die Herbeiführung einer Lendenlordose bei aufrechter Rückenlehne scheitert letzt-lich an der niedrigen Höhe des Autositzes.

Das Problem lässt sich nur durch Schrägstellung der Rückenlehne lösen.

■   Mit Rückneigung der Lehne um 20–30 Grad vergrößert sich der Winkel zwischen Oberschenkel und Rumpfachse von 90 auf 110–120 Grad, und die Lendenwirbelsäule nimmt wieder eine mittlere Stellung ein.

Mit der Knie-höher-als-Hüfte-Stellung und der schrägen
Rückenlehne sind wenigstens zwei der drei Sitzanforde-
rungen erfüllt.

Je stärker die Rückenlehne nach hinten geneigt wird,
um so mehr nähert man sich der entlastenden Sitzhaltung.
Die entlastende Sitzhaltung im Auto oder eine Annähe-
rung an dieselbe setzt eine bis zum Hinterhaupt reichende
Rückenlehne mit integrierter Nackenstütze voraus. Die
Rückenlehne sollte in allen Abschnitten den physiologi-
schen Krümmungen angepasst sein.

Geeignet für die Einnahme der entlastenden Sitzhaltung im Auto erscheint ein in möglichst vielen Bereichen
verstellbarer Sitz, der sich weitgehend den anatomischen
Gegebenheiten des einzelnen anpasst. Wir haben in Zu-
sammenarbeit mit der Firma Recaro einen solchen Sitz
konzipiert, der sich seit nun mehr acht Jahren in der Auto-
fahrerpraxis bewährt hat. Er hat schon zahlreichen band-
scheibenleidenden Autofahrern ein schmerzfreies Sitzen
im Auto auch über längere Wegstrecken ermöglicht.

Der Bandscheibensitz (Recaro Orthopäd) hat neben der
variablen Rückenlehne und Nackenauflage auch eine verstellbare Sitzfläche, die der Oberschenkellänge angepasst
werden kann. Diese Anpassung ist aus Sicherheitsgründen
besonders wichtig, weil einige Autofahrer darüber klagen,
dass ihnen das rechte Bein bei Langstreckenfahrten ein-
schläft. Eine Anpassung an die bei jedem Menschen unter-

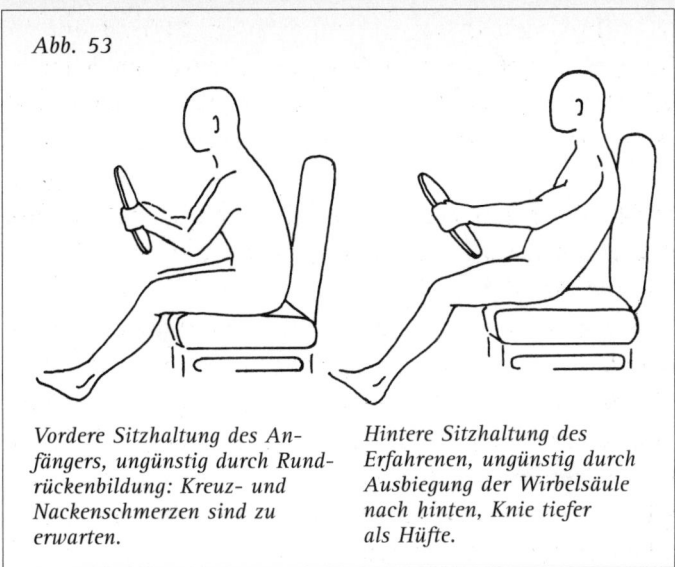

Abb. 53

Vordere Sitzhaltung des Anfängers, ungünstig durch Rundrückenbildung: Kreuz- und Nackenschmerzen sind zu erwarten.

Hintere Sitzhaltung des Erfahrenen, ungünstig durch Ausbiegung der Wirbelsäule nach hinten, Knie tiefer als Hüfte.

schiedlich ausgeprägte Lendenlordose, die sich zudem mit jeder neuen Winkeleinstellung der Rückenlehne ändert, erfolgt durch drei regulierbare Luftkissen. In diesem Bereich kann auch eine Sitzheizung angebracht werden.

Gepolsterte Seitenbacken an Sitz und Lehne sorgen dafür, dass der Körper vor allem in der entlastenden Sitzhaltung bei Kurvenfahrten einen sicheren Seitenhalt hat.

▨ Wer zunächst noch Schwierigkeiten mit der doch ziemlich stark zurückgeneigten Rückenlehne hat (Gangschaltung, Bedienungshebel am Armaturenbrett), sollte mit kleineren Rückneigungswinkeln anfangen und diese dann vor allem auf Langstrecken vorübergehend auf maximal 130 Grad steigern. Für den Stadt- und Kurzstreckenverkehr sollte der Sitz wieder gerade gerichtet werden.

Nach entsprechender Eingewöhnungszeit vermag jeder Autofahrer auch mit 120 bis 130 Grad zurückgestellter Rückenlehne einen PKW sicher zu steuern.

Wir haben bei einer wissenschaftlichen Befragung und Untersuchungsaktion bei PKW-Fahrern Sitzgewohnheiten und Beschwerden untersucht. Es zeigte sich, dass erfahrene Autofahrer mit einer hohen Jahreskilometerleistung und Berufsfahrer eher die hintere Sitzhaltung bevorzugen. Anfänger sitzen mehr in der vorderen Sitzhaltung, um die Straße besser überblicken zu können und näher an den Bedienungshebeln zu sein.

Zusammenfassend ist festzustellen, dass Kreuz- und Nackenschmerzen bei Autofahrern verschiedene Ursachen haben können. Konstante Haltung in ungünstiger Position, verursacht durch ungünstige Sitzgestaltung, ist in erster Linie verantwortlich zu machen. Zur Vorbeugung von bandscheibenbedingten Beschwerden beim Autofahren sind vor allem für den Fahrer Autositze zu fordern, welche Verstellmöglichkeiten mit Anpassung an die individuelle Körperform und Sitzgewohnheit erlauben. Wenn ausreichend Erfahrungen vorliegen, sollte der Autofahrer möglichst eine hintere Sitzposition mit anliegender Kopf-Nacken-Region und Lendenwirbelsäule einnehmen. Entsprechendes gilt für die Oberschenkelauflage. Die Mehraufwendungen für einen wirbelsäulengerechten Sitz werden durch die ersparten Behandlungs- und Arbeitsausfallkosten mehr als ausgeglichen.

Richtig stehen

Beim Stehen bewegen und abstützen

Das aufrechte Stehen mit geraden Beinen ist ein entwicklungsgeschichtlicher Neuerwerb des Menschen. Stehen bedeutet für die Hals- und Lendenbandscheiben Belastung in der ungünstigen Lordoseposition (Hohlkreuz). Bei schlechter Haltung mit Beckenvorkippung wird das Hohlkreuz noch verstärkt.

Dementsprechend treten nach längerem Stehen in unveränderter Position bei sehr vielen Menschen mit vorgeschädigten Bandscheiben Kreuzschmerzen auf. Diese gehen sowohl von den überanstrengten Rumpfhaltemuskeln als auch vom gelockerten Wirbelsäulensegment aus.

▧ Zur Vorbeugung derartiger Beschwerden sollte man jede Gelegenheit nutzen, lange Stehperioden durch kurzfristiges Umhergehen zu unterbrechen.

Pendelbewegungen der Arme, Wechsel zwischen Stand- und Sprungphase der Beine beim elastischen Gehen und Laufen sind mit Druckschwankungen im Zwischenwirbelabschnitt verbunden und beschleunigen den Flüssigkeitsaustausch in den Bandscheiben.

▧ Um den Bandscheibenbelastungsdruck im Bereich der unteren Wirbelsäulenabschnitte herabzusetzen, sollte

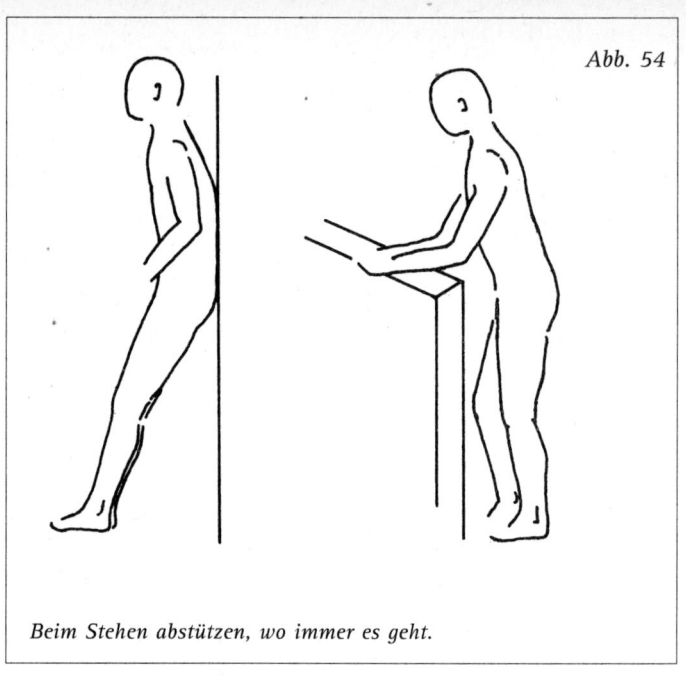

Beim Stehen abstützen, wo immer es geht.

man sich bei längerem Stehen möglichst anlehnen oder den Oberkörper an allen erreichbaren Gegenständen mit den Händen abstützen.

Beim Stehen wirkt sich besonders die anhaltende halbgebückte Haltung nachteilig auf Bandscheiben und Rückenmuskeln aus.

Der Bandscheibeninnendruck ist in dieser Stellung größer als in normaler aufrechter Haltung. Die Bandscheiben nehmen keilförmige Gestalt an und können sich bei plötzlicher Aufrichtung nach hinten vorwölben und Beschwerden verursachen. In leicht vornübergeneigter Haltung werden außerdem die Rückenstreckmuskeln überbeansprucht und reagieren bei ungenügendem Trainingszustand mit Schmerzen.

▓ Deswegen sollten Tische und Arbeitsplätze ausreichend hoch sein, um ein Hantieren in aufrechter Körperhaltung zu ermöglichen.

▓ Bei Garten und Hausarbeiten sind aus diesem Grunde möglichst langstielige Geräte zu verwenden.

▓ Für kurzfristige Schreibarbeiten einen Stehpult benutzen.

Hohlkreuz vermeiden

Bei aufrechter Haltung mit geraden Beinen, das heißt gestreckten, eventuell sogar etwas nach hinten durchgedrückten Kniegelenken, bildet sich ein Hohlkreuz. Bei schlechter Haltung mit unzureichend trainierten Bauchmuskeln kippt das Becken nach vorn und der Bauch wölbt sich vor. Menschen mit einer schlechten Haltung und Hohlkreuzbildung haben tiefsitzende Kreuzschmerzen, welche sich nach längerem Stehen auf ebenem Boden bemerkbar machen. Man nennt diesen Kreuzschmerz auch Stehpartysyndrom.

▓ Bei derartigen Beschwerden sollte man jede Gelegenheit nutzen, ein Bein aufzusetzen, um die Lendenlordose abzuflachen. Auch Anspannungsübungen der Bauchmuskeln, leichtes Anwinkeln der Kniegelenke, wirken dem Hohlkreuzschmerz im Stehen entgegen.

Aber auch durch äußere Umstände wie Bergabgehen,

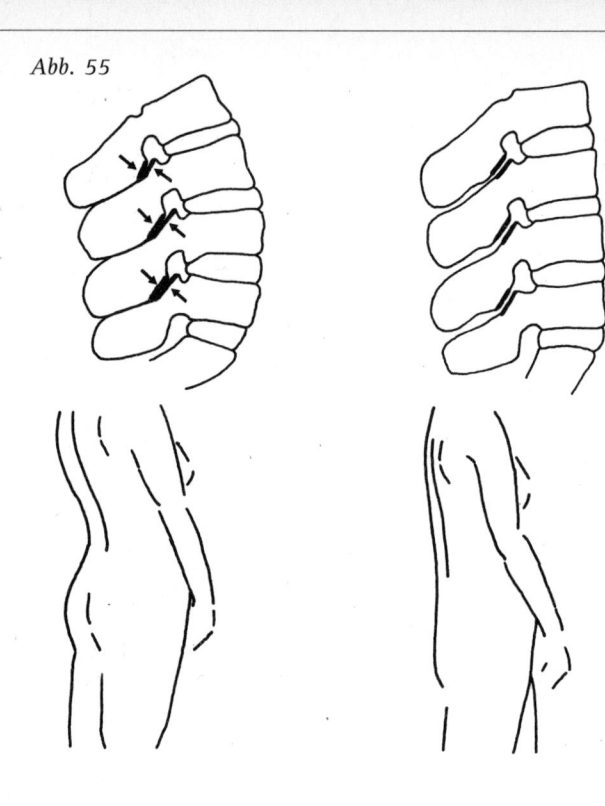

Abb. 55

Hohlkreuz: Die Wirbelgelenke (Pfeile) werden ineinandergestaucht. Es entstehen Kreuzschmerzen durch Kapselüberdehnung.

Gerades Kreuz: Die Wirbelgelenke und Zwischenwirbelgelenklöcher befinden sich in Normalstellung.

Tragen von hohen Absätzen und Arbeiten in Über-Kopf-Höhe können das Hohlkreuz und damit der sich dabei entwickelnde Kreuzschmerz verstärkt werden.

Zur Prophylaxe dieser Kreuzschmerzen sind neben

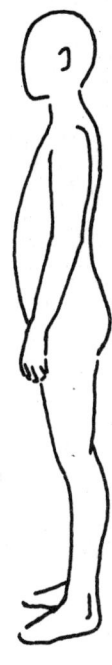

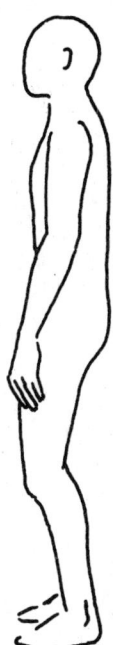

Schlechte Haltung beim Stehen mit Hohlkreuz, geraden Beinen und vorstehendem Bauch.

Hohlkreuzabflachung durch Anspannen der Bauchmuskeln und leichtes Anwinkeln der Kniegelenke (auch einseitig).

einem intensiven Rumpfmuskeltraining auch gewisse Ausgleichshaltungen zur Abflachung der Hohlkreuzentwicklung im Stehen angebracht, sofern man keine Möglichkeit hat, sich kurzfristig hinzusetzen.

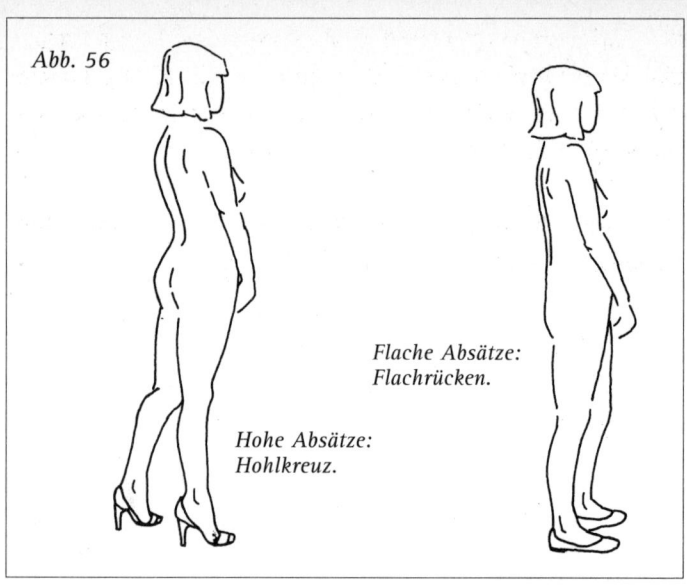

Abb. 56

Flache Absätze:
Flachrücken.

Hohe Absätze:
Hohlkreuz.

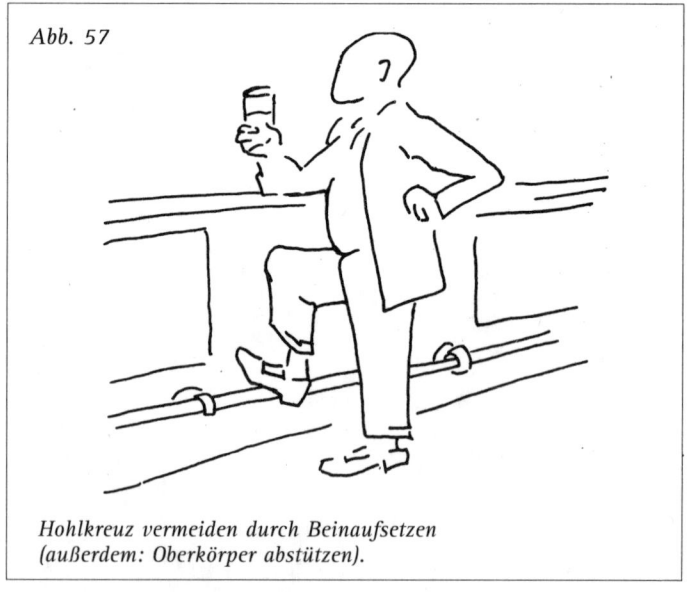

Abb. 57

Hohlkreuz vermeiden durch Beinaufsetzen
(außerdem: Oberkörper abstützen).

■ Erleichterung bringt z. B. schon das Anlehnen an eine Wand (Abb. 54) mit leicht angebeugten Hüftgelenken und geringer Vorneigung des Oberkörpers oder das vorübergehende Abstützen an einem Geländer.

■ Auch das wechselweise Aufsetzen des Fußes auf eine Fußbodenerhöhung flacht das Hohlkreuz ab.

Richtig liegen

Zurück zur Embryonalhaltung

Viele Menschen legen sich abends beschwerdefrei ins Bett und stehen am Morgen mit Nacken- oder Kreuzschmerzen auf. Der Mensch verbringt ein Drittel seines Lebens in Horizontallagerung, zwei Drittel in aufrechter Haltung. Damit es während des Liegens und Schlafens auch zu einer weitgehenden Entlastung der Wirbelsäule kommt, müssen zwei Bedingungen erfüllt sein:

1. Die Unterlage muss eine wirbelsäulengerechte Form und Konsistenz besitzen.
2. Der Mensch muss auf dieser Unterlage eine Entlastungshaltung einnehmen.

Beim Liegen auf weicher Unterlage bildet sich eine Längsmulde mit tiefster Stelle am Schwerpunkt des liegenden Körpers, also im oberen Lendenwirbelsäulenbereich. In der Längsmulde wird die Lendenwirbelsäule bei Rückenlage nach hinten und bei Seitlage zur Seite durchgebogen. Ein Kopfkeil verstärkt die Verbiegung noch weiter.

Durch die asymmetrische Belastung der Bandscheiben entstehen Verschiebungen des zentralen mobilen Bandscheibengewebes. Außerdem können sich die Wirbelgelenke verkanten und Schmerzen hervorrufen.

Wie Bandscheibendruckmessungen ergeben haben, bedeutet Rücken- oder Seitlage auf harter Unterlage mit

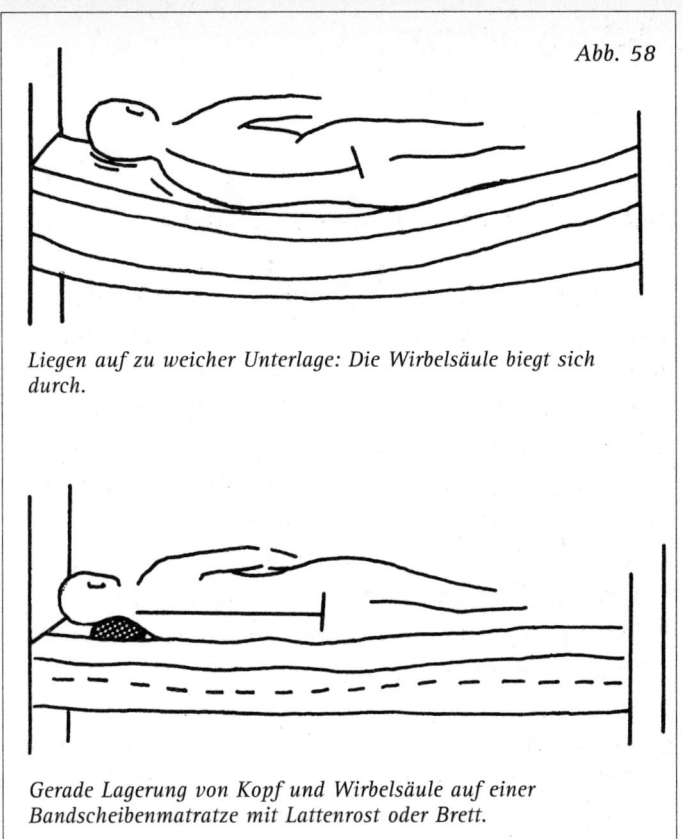

Abb. 58

Liegen auf zu weicher Unterlage: Die Wirbelsäule biegt sich durch.

Gerade Lagerung von Kopf und Wirbelsäule auf einer Bandscheibenmatratze mit Lattenrost oder Brett.

angewinkelten Hüft- und Kniegelenken geringste Bandscheibenbelastung. Flache Rückenlage, selbst auf hartem Untergrund, mit gestreckten Beinen bedeutet Hohlkreuzbildung und Hohlkreuzschmerz. Hohlkreuz und Kopf-in-Nacken-Lage verstärken sich besonders auch beim Schlafen auf dem Bauch, was deswegen nicht zu empfehlen ist.

Am günstigsten ist eine Seitlage mit angewinkelten Hüft- und Kniegelenken, die der Embryonalhaltung (siehe Abb. 60) am nächsten kommt. Das Kopfkissen ist möglichst klein zu halten. Wenn man nur auf dem Rücken schlafen kann, so empfiehlt sich das Unterlegen eines Kissens unter die Kniegelenke.

Nicht zu lange liegen

Neben der Auswahl einer geeigneten Unterlage und der richtigen Liegehaltung kann auch die Liegedauer maßgebend für das Auftreten bandscheibenbedingter Beschwerden im Hals- und Lendenbereich sein. Wie im Kapitel »Zu viel Belastung – zu wenig Entlastung« behandelt, bedeutet Liegen Entlastung der Zwischenwirbelabschnitte und damit Flüssigkeitsaufnahme, das Volumen der Bandscheiben nimmt zu. Unsere Bandscheiben sind auf einen bestimmten Tag-und-Nacht-Rhythmus eingestellt. Wird dieser Rhythmus durch langanhaltende Liegeperioden, etwa im Krankenhaus oder auch sonntags, wenn man länger schlafen kann, verändert, so können Beschwerden durch vermehrte Flüssigkeitsaufnahme der Bandscheiben entstehen. Die Schmerzen gehen vom angespannten hinteren Längsband oder auch von den Kapseln der Wirbelgelenke aus. Eine bereits bestehende, bis dahin stumme Bandscheibenvorwölbung kann sich so bei längerer Entlastung verstärken und Beschwerden verursachen. Charakteristisch ist die Aussage der Patienten, dass trotz geeigneter Unterlage Schmerzen auftreten, die kurz nach dem Aufstehen wieder verschwinden. In der Klinik beob-

Abb. 59

Liegen mit gestreckten Beinen ist ungünstig. Es bildet sich ein schmerzverursachendes Hohlkreuz.

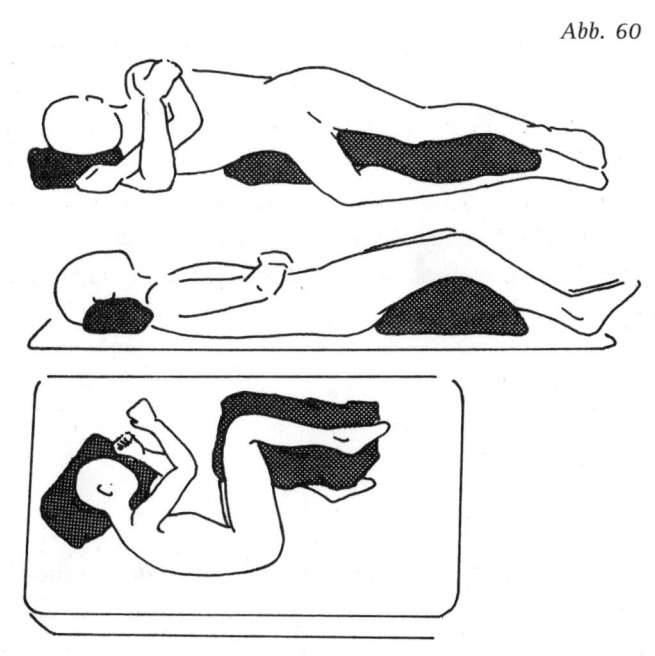

Abb. 60

Man liegt am besten auf der Seite oder auf dem Rücken mit angewinkelten Beinen. Ein kleines Kopfkissen sorgt dafür, dass der Kopf gerade liegt. Die gekrümmte Lage entspricht der Embryonalhaltung.

achten wir häufig Patienten, meistens jüngeren Alters, die nach mehrtägiger Bettruhe über Kreuzschmerzen klagen, welche auch durch das obligate Brett unter der Matratze nicht verschwinden.

■ Solange die Grundkrankheit kurzes Sitzen oder Stehen nicht erlaubt, genügt es in diesen Fällen, das Fuß- oder Kopfende des Bettes zu erhöhen und Spannungsübungen der Rumpfmuskeln durchführen zu lassen.

Damit steigt der Bandscheibeninnendruck. Derartige vorbeugende Maßnahmen, die eine abnorm anhaltende Volumenzunahme der Bandscheibe verhindern sollen, sind auch bei mehrmonatigem Aufenthalt im schwerelosen Raum (Raumstationen) zu berücksichtigen. Wie bereits erwähnt, beobachtet man bei Astronauten nach mehrtägigem Aufenthalt im schwerelosen Raum Körpergrößenzunahmen um mehrere Zentimeter, die allein auf die Volumenzunahme der Bandscheibe zurückzuführen sind.

Aufstehen nach dem Liegen

Wegen der Anfälligkeit der Bandscheiben nach längerer Liegedauer hat das Aufstehen aus dem Bett langsam und mit Bedacht zu erfolgen.

■ Die Lendenwirbelsäule soll möglichst nicht abgewinkelt oder verdreht werden.

Dazu rollt oder rutscht man zunächst zur Bettkante und richtet sich mit den Armen unter Steifhaltung der Wirbelsäule auf. Die angewinkelten Beine werden aus dem Bett gesetzt. Mit dem Gesäß als Drehpunkt richtet man sich langsam auf.

Auch unmittelbar nach dem Aufstehen ist die Wirbelsäule noch schonungsbedürftig.

▨ Abrupte Verbiegungen und Drehbewegungen sowie Heben und Tragen schwerer Lasten sind zunächst zu vermeiden, bis die Muskulatur gut eingestimmt ist.

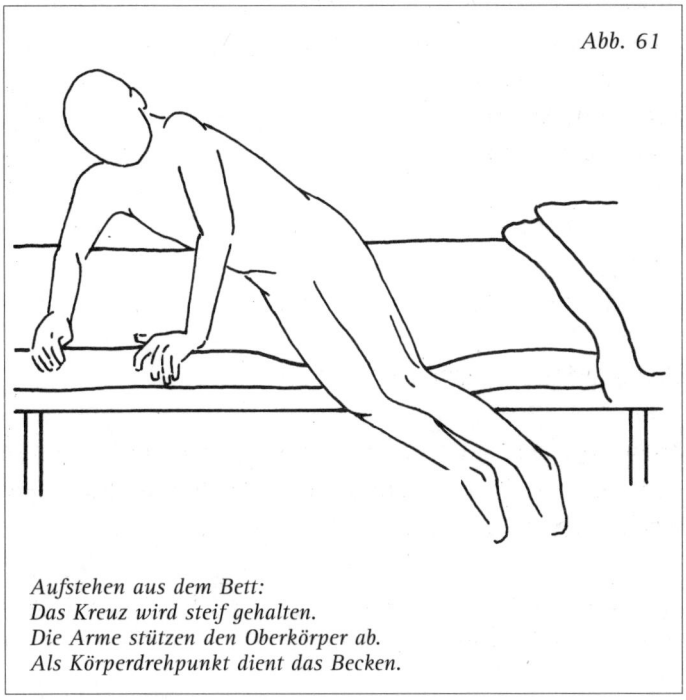

Abb. 61

Aufstehen aus dem Bett:
Das Kreuz wird steif gehalten.
Die Arme stützen den Oberkörper ab.
Als Körperdrehpunkt dient das Becken.

Bücken und Heben

Wesentliche Ursache für die Verlagerung des Gallertkernes nach hinten ist eine Vorderkantenbelastung des Bewegungssegmentes. Wenn der Bandscheibenring Risse aufweist – und wer kann nach dem 20. Lebensjahr schon sicher sein, dass er nicht schon solche hat –, tritt das bewegliche zentrale Bandscheibengewebe über die hintere Bandscheibenbegrenzung hinaus und drückt auf die Nerven.

Im günstigsten Fall entsteht ein Hexenschuss, der nach einigen Tagen wieder verschwindet. Schlimmstenfalls kommt es zu einer schweren Ischialgie mit Nervenlähmungen, und eine Operation bzw. eine Spritze in die Bandscheibe wird fällig.

Um dies zu verhindern, sollte man zusehen, dass der Gallertkern immer in der Mitte bleibt, vor allem wenn die Bandscheiben unter Druck stehen.

Wie die Bandscheibendruckmessungen zeigen, ist mit erhöhter Belastung bei der Rumpfbeugung nach vorn sowie beim Heben und Tragen schwerer Gegenstände zu rechnen. Um ein Ausweichen des Gallertkerns aus seiner Mittelposition zu verhindern, bleibt die Lendenwirbelsäule unter Belastung am besten immer gerade.

■ Deswegen lautet die Rückenschulregel Nr. 2: Halte den Rücken gerade.

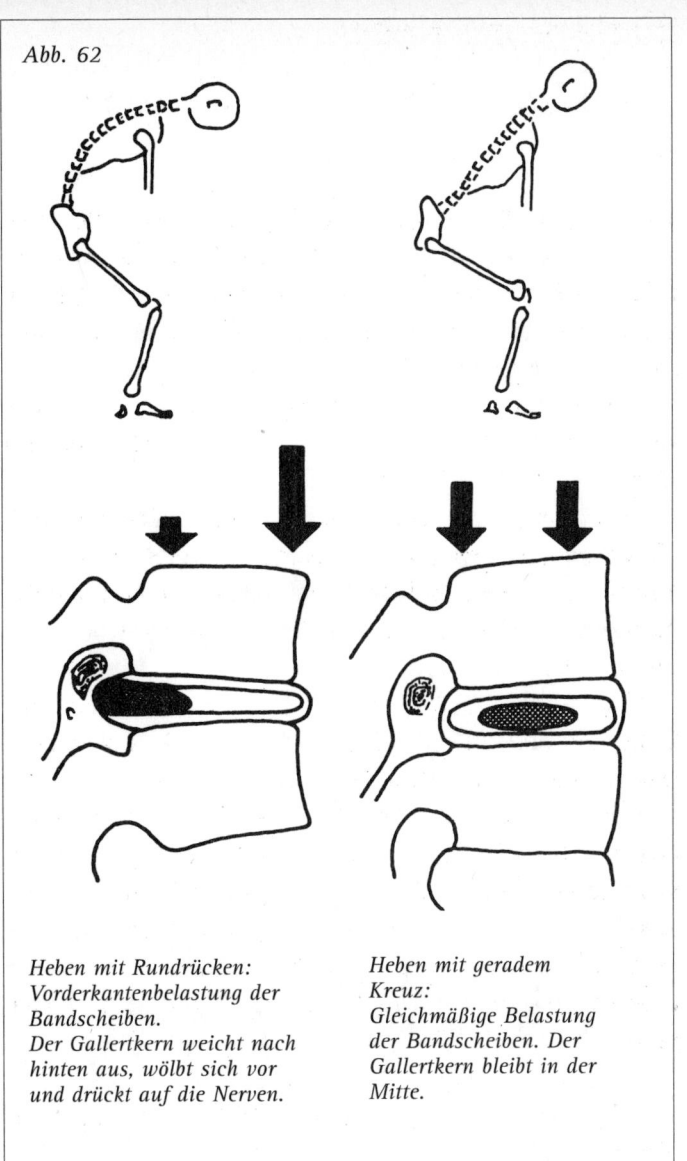

Abb. 62

Heben mit Rundrücken:
Vorderkantenbelastung der
Bandscheiben.
Der Gallertkern weicht nach
hinten aus, wölbt sich vor
und drückt auf die Nerven.

Heben mit geradem
Kreuz:
Gleichmäßige Belastung
der Bandscheiben. Der
Gallertkern bleibt in der
Mitte.

Tiefliegende Gegenstände erreicht man nicht durch Rumpfvorbeugung mit Rundrückenbildung, sondern durch Hüft- und Kniebeugung. Die Bewegung muss aus den Hüft- und Kniegelenken erfolgen.

■ Man sollte deswegen immer beim Heben und Bücken in die Hocke gehen (Rückenschulregel Nr. 3).

Die Hebearbeit wird von den Hüft- und Beinmuskeln und nicht von den schwächeren Rumpfmuskeln bewerkstelligt.

Die Lendenwirbelsäule ist beim Heben und Bücken aus der Hocke in einer statisch günstigen Stellung, das heißt in gestreckter Haltung, auf dem Becken fixiert. Gewichtheber erreichen nur so ihre Höchstleistungen.

Wesentlicher Bestandteil der Rückenschulübungen ist eine korrekte Hebe- und Tragetechnik bei den Arbeiten in Beruf, Haus und Garten.

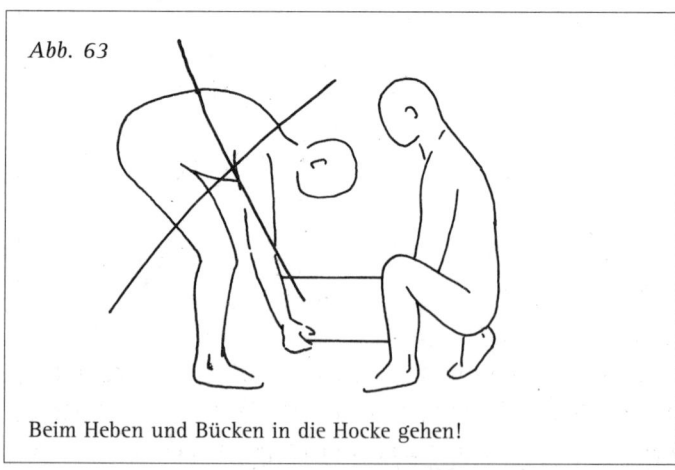

Abb. 63

Beim Heben und Bücken in die Hocke gehen!

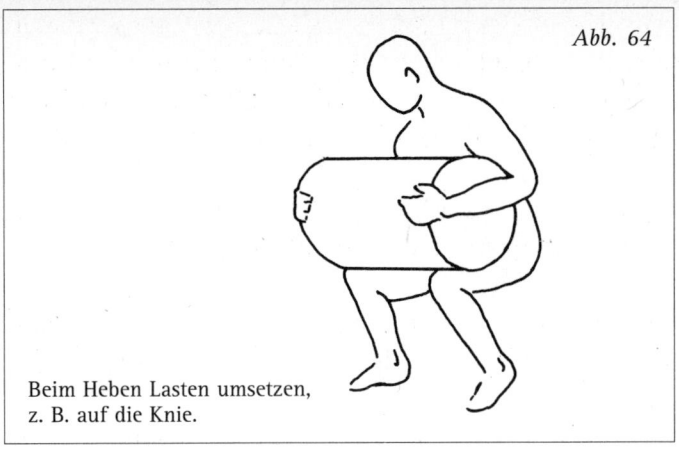

Abb. 64

Beim Heben Lasten umsetzen,
z. B. auf die Knie.

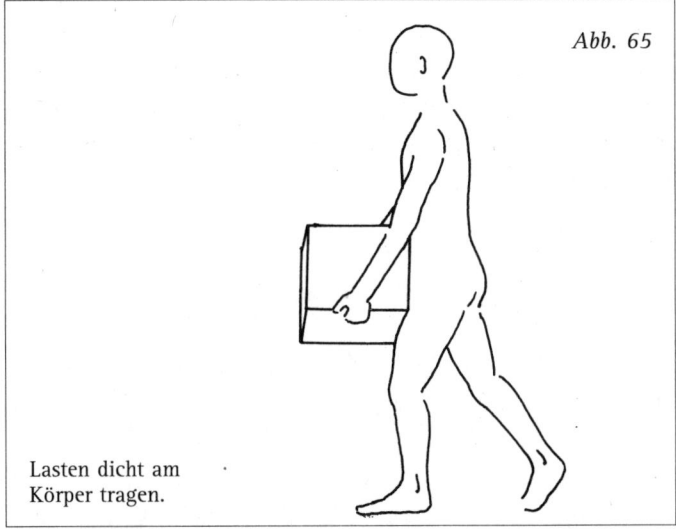

Abb. 65

Lasten dicht am
Körper tragen.

Beim Heben und Tragen ist weiter zu berücksichtigen, dass nach den Hebelgesetzen die Bandscheibenbelastung zunimmt, je weiter die Last vom Körper weggehalten wird.

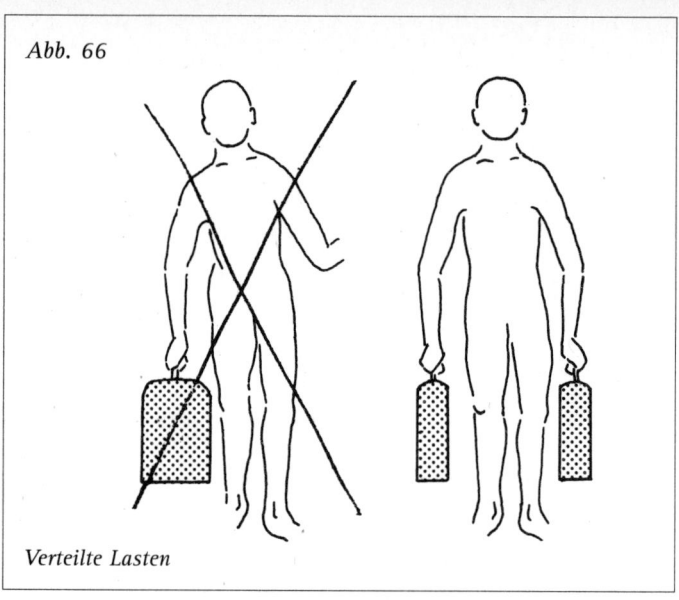

Abb. 66

Verteilte Lasten

■ Deswegen sind schwere Lasten beim Heben und Tragen so dicht wie möglich am Körper zu halten. Ein vorübergehendes Abstützen am Becken oder auf dem gebeugten Knie entlastet die Wirbelsäule zusätzlich.

■ Sofern Lasten teilbar sind, sollte man dieses auch nutzen.

Besonders gefährlich für die Lendenbandscheiben sind Drehbewegungen des Rumpfes unter Belastung. In der Schilderung unserer Patienten, wie es zu dem Bandscheibenvorfall kam, taucht diese Drehbewegung immer wieder auf:

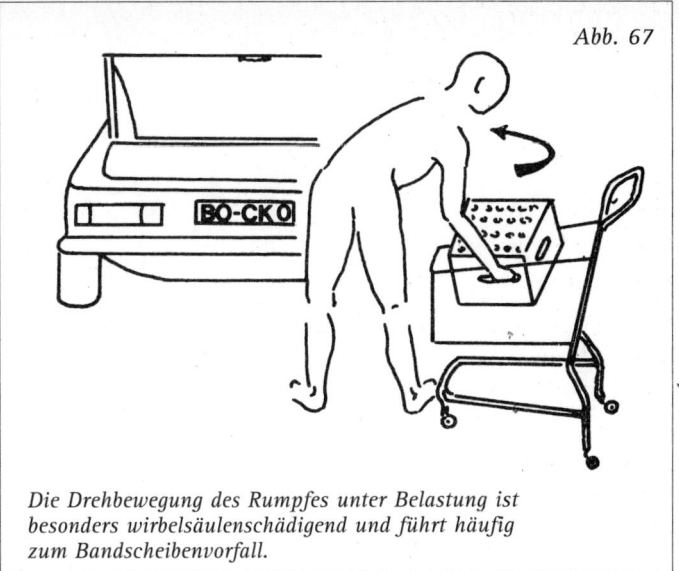

Abb. 67

Die Drehbewegung des Rumpfes unter Belastung ist besonders wirbelsäulenschädigend und führt häufig zum Bandscheibenvorfall.

- Stuhl hochheben und irgend woanders hinsetzen;
- Baby aus dem Bettchen auf den Wickeltisch legen;
- Tablett mit Geschirr vom Tisch nehmen;
- Kofferraum be- und entladen.

Beim Heben von Gegenständen aus oder in den Kofferraum eines PKW kommt erschwerend hinzu, dass man die Last, z. B. einen Bierkasten, nicht dicht genug an den Körper nehmen kann.

Auch in unseren Experimenten an Bandscheibenapparaten ließ sich ein Bandscheibenvorfall am ehesten dann erzeugen, wenn der Zwischenwirbelabschnitt unter Druck gesetzt und gleichzeitig verdreht wurde.

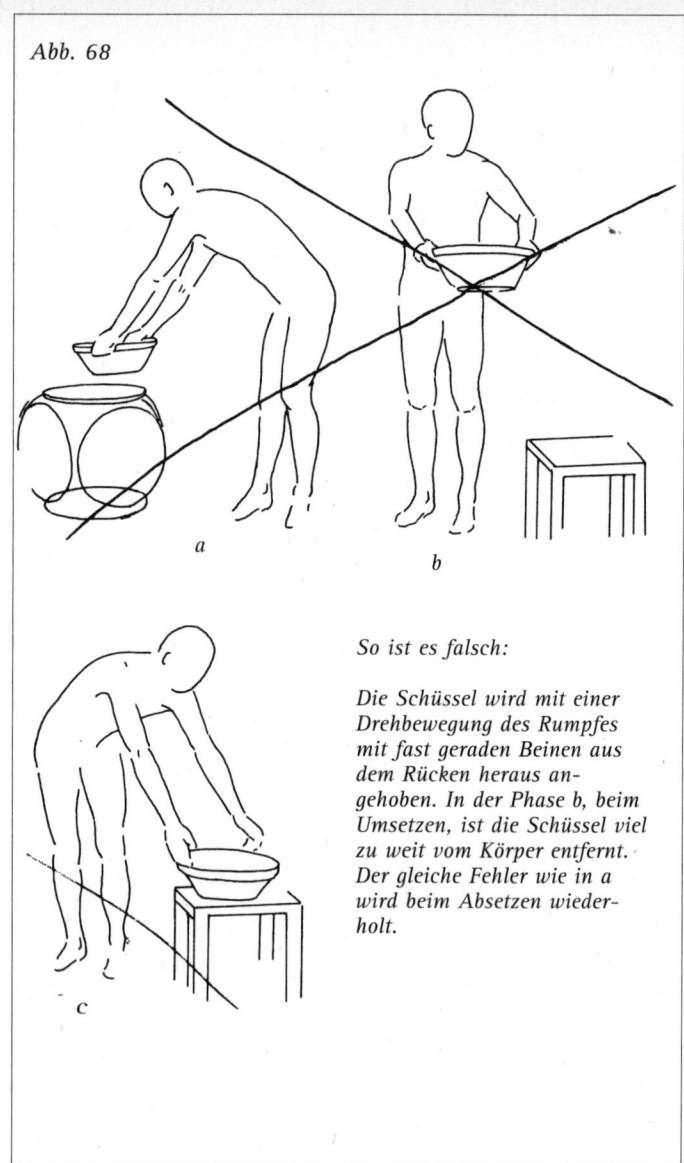

Abb. 68

a

b

c

So ist es falsch:

Die Schüssel wird mit einer Drehbewegung des Rumpfes mit fast geraden Beinen aus dem Rücken heraus angehoben. In der Phase b, beim Umsetzen, ist die Schüssel viel zu weit vom Körper entfernt. Der gleiche Fehler wie in a wird beim Absetzen wiederholt.

Abb. 69

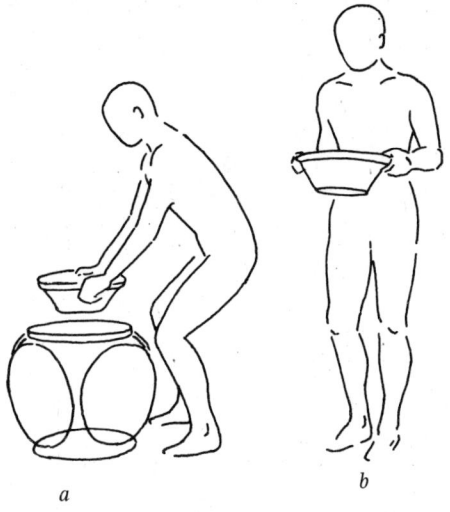

a   b

So ist es richtig:

Die Schüssel wird mit
geradem Kreuz und ange-
winkelten Beinen angeho-
ben, man steht direkt vor
dem anzuhebenden
Gegenstand.
Die Drehbewegung wird
durch kleine Schritte voll-
zogen, der Rumpf bleibt
dabei gerade. In b wird
die Schüssel dicht am
Körper gehalten. Auch
beim Absetzen steht man
frontal zum Gegenstand.
Die Körperhaltung ist die
gleiche wie in a.

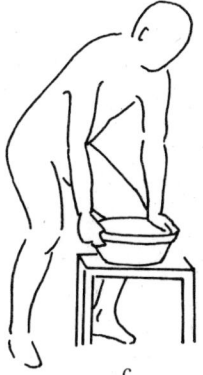

c

Man kann die gefährliche Situation in den meisten Fällen im wahrsten Sinne des Wortes »umgehen«, wenn man den zu versetzenden Gegenstand rückenschulgerecht zunächst einmal mit gebeugten Hüft- und Kniegelenken und geradem Kreuz zur Brust nimmt, den Rumpf insgesamt starr lässt, durch kleine Schritte die Drehbewegung vollzieht und dann ebenso rückenschulgerecht wieder absetzt. Man muss sich dabei angewöhnen, die zu hebende Last frontal, das heißt gerade und nicht schräg, vor sich zu haben.

Die Drehbewegungen des Rumpfes in mehr oder weniger gebückter Haltung finden sich übrigens auch als zentraler Bewegungsablauf bei verschiedenen Sportarten wie Tennis, Golf und Skiabfahrtslauf. Hierauf gehen wir später näher ein.

Für das Heben und Tragen von Lasten gilt ebenso wie für diese bandscheibenbelastenden Sportarten, dass eine gewisse Vorbereitung mit Aufwärmung der Muskulatur erforderlich ist. Man sollte nie nach längerer Haltungskonstanz sofort schwere Lasten heben und tragen, wie den oben genannten Bierkasten aus dem Kofferraum nach längerer Autofahrt. Es sollten erst leichtere Gegenstände ausgeladen werden, um Muskulatur und Bewegungsapparat auf die anstehende Belastung einzustimmen. Dann können Muskeln und Bandscheiben nicht »überrascht« werden.

Der Tag beginnt mit Rückenschule

Beim Aufstehen aus dem Bett, Sitzen auf der Toilette (Oberkörper abstützen), Zähne putzen, Waschen und Ankleiden sind schon bestimmte Haltungen und Bewegungsabläufe zu beachten. Sie müssen regelrecht einstudiert werden, um zur Routine zu gehören, selbst wenn man keine Rückenprobleme mehr hat. Je früher der Mensch damit anfängt, umso besser.

Kinder und Jugendliche lernen diese Dinge schneller als Erwachsene. Deswegen gehört die Rückenschule in die Schule. Besonders Gefährdete sollten ihre wirbelsäulenstabilisierenden Übungen (s. Kapitel »Wirbelsäule und Sport«, S. 206ff.) in den Tagesablauf am besten morgens wie das Zähneputzen einbauen.

▨ Beim Zähne putzen und Waschen an den leider oft viel zu niedrigen Waschbecken ist die Rundrückenbildung unbedingt zu vermeiden. Der Rücken muss gerade gehalten werden. Um den Kopf in die richtige Höhe zu bekommen, geht man in die Hocke. Die nötige Rumpfvorneigung erfolgt in den Hüftgelenken.

Im weiteren Tagesablauf entstehen in Beruf oder Haushalt immer wieder Situationen, in denen die Rückenschule zum Tragen kommt.

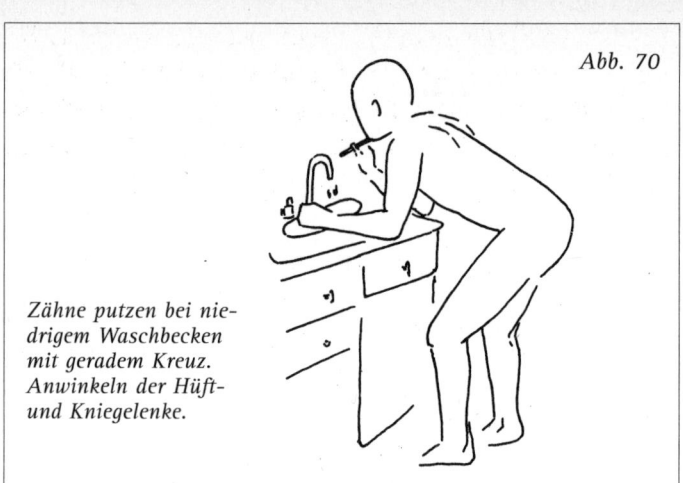

Zähne putzen bei niedrigem Waschbecken mit geradem Kreuz. Anwinkeln der Hüft- und Kniegelenke.

Abb. 70

Abb. 71

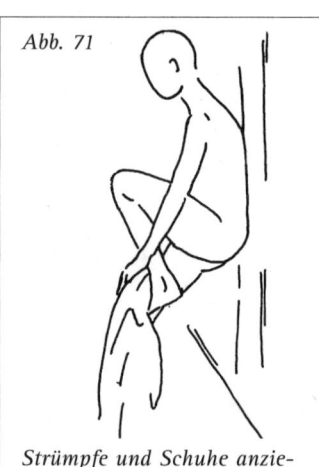

Strümpfe und Schuhe anziehen, Anziehen von Hosen, am besten mit angelehntem Rücken. Dabei wird die Wirbelsäule entlastet, außerdem ist das Hohlkreuz aufgehoben.

Abb. 72

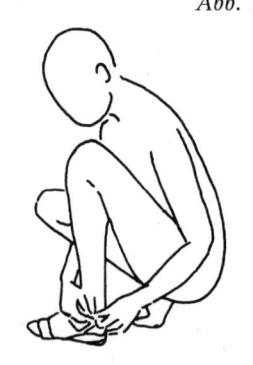

Bei guter Beweglichkeit der Hüft- und Kniegelenke kann man sich Schuhe und Strümpfe auch in der tiefen Hocke an- und ausziehen.

■　Abgesehen von der Rückenschulregel Nr. 1: *viel Bewegung,* ist für wiederholte Entlastungsphasen für die Wirbelsäule zu sorgen. Beim Lesen, Fernsehen, Telefonieren usw. sollte sich z. B. immer eine Gelegenheit für die Einnahme der entlastenden Sitzhaltung ergeben.

Rückenschule im Haushalt

Im Haushalt kann man sich durch richtige Arbeitseinteilung und Anordnung der Haushaltsgeräte Erleichterung für die geplagte Wirbelsäule verschaffen. Bandscheibenbelastende Arbeiten sind regelmäßig mit weniger belastenden Tätigkeiten abzuwechseln. Die Hausfrau kann zwischen mehreren Arbeitsplätzen hin und her pendeln, z. B. zwischen Bügelbrett, Küche, Schreibtisch, Einkaufen, Garten.

Arbeiten, die eine mehr oder weniger unangenehme Haltungskonstanz erfordern (Schreibtisch, Bügeln, Garten), sollten systematisch unterbrochen und aufgeteilt werden.

■ Letztlich ist ein regelmäßiger Wechsel zwischen Sitzen, Gehen und Stehen anzustreben. Sofern Zeit verbleibt, sind Wirbelsäulengymnastik, bandscheibenfreundliche Sportarten (s. Kapitel »Wirbelsäule und Sport«, S. 206ff.) und entlastendes Sitzen in den Tagesablauf einzubauen.

Da die Arbeitsplätze und Geräte in Haushalt, Garten und Beruf bei weitem noch nicht den Anforderungen genügen, um eine bandscheibenfreundliche Haltung zu ermöglichen, muss man mit den aufgezeigten Möglichkeiten der Rückenschule das Beste daraus machen.

■ Bei der Fußbodenreinigung mit Besen oder Staubsauger sind möglichst langstielige Geräte zu verwenden,

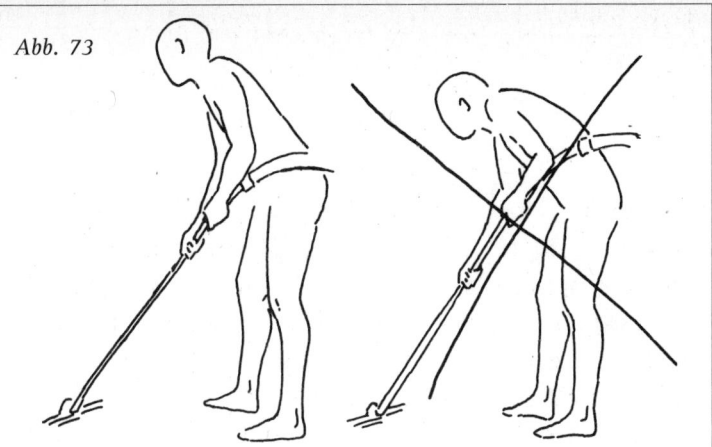

Beim Staubsaugen, Fegen, Harken usw. langstielige Geräte verwenden; diese aber auch am Ende anfassen, um die Rundrückenbildung zu vermeiden.

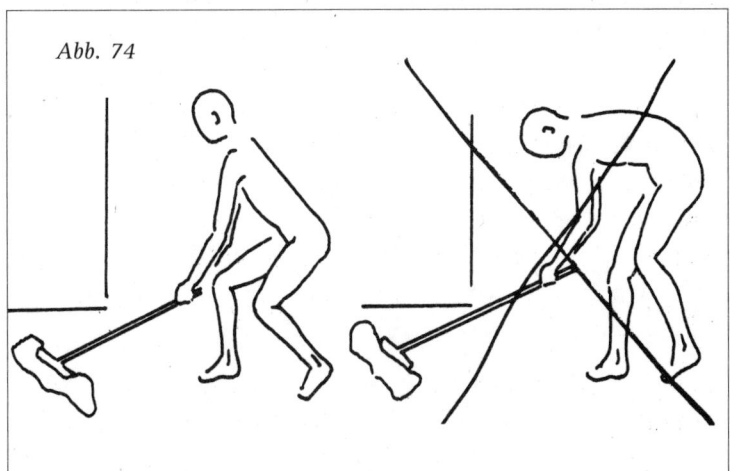

Tiefe Fußbodenarbeiten aus den Knien heraus und nicht aus dem Kreuz.

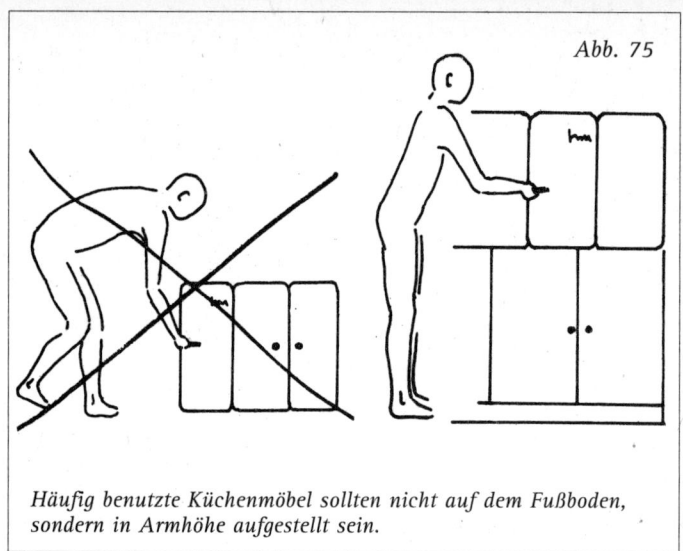

Häufig benutzte Küchenmöbel sollten nicht auf dem Fußboden, sondern in Armhöhe aufgestellt sein.

die dann auch am Ende angefaßt werden sollten, um die Rundrückenbildung zu vermeiden.

■ Wenn schon Arbeiten direkt am Boden verrichtet werden müssen, sollten sie aus den Knien und Hüften heraus erfolgen und nicht aus dem Kreuz.

Der Arbeitsplatz Küche, der meistens viel Geld gekostet hat, ist bei allem technischen Aufwand leider nicht sehr rückenfreundlich. Die Spülbecken sind fast ausnahmslos zu tief angebracht. Häufig benutzte Küchenmöbel, wie Kühlschrank und Geschirrspülmaschine, stehen meistens auf dem Fußboden und erfordern beim Ein- und Ausräumen eine ungünstige Körperhaltung. Die Arbeitsfläche in der Küche für Arbeiten im Stehen sollte bei mittelgroßen

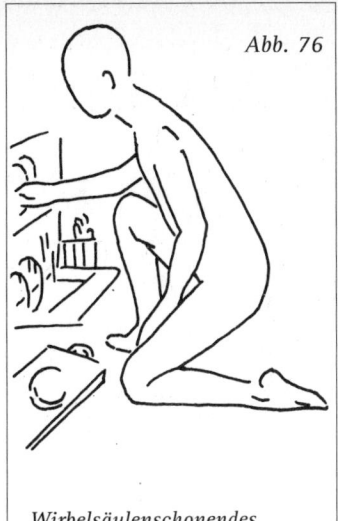

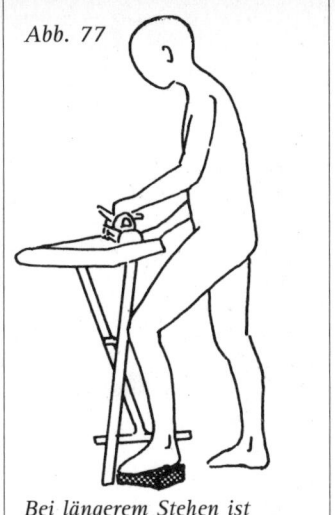

Abb. 76   Abb. 77

Wirbelsäulenschonendes
Ein- und Ausräumen des
Geschirrspülers.

Bei längerem Stehen ist
immer ein Bein aufzusetzen,
um die Hohlkreuzbildung zu
vermeiden.

Frauen mindestens 90 cm und das Spülbecken mindestens
94 cm hoch sein. Da die jungen Hausfrauen heute durchschnittlich größer sind als früher, wäre eine durchgehende
Arbeitsfläche von 93 cm Höhe mit dem Spülbecken auf
gleicher Ebene angebracht.

Das Abwaschen von Geschirr und Besteck mit der
Hand im leider meist viel zu niedrigen Spülbecken ist
heute in den meisten Haushalten weitgehend vom Ge-
schirrspüler abgelöst worden. Dadurch, dass diese in der
Regel auf dem Boden stehen, sind die Gefahren für die
Wirbelsäule hier besonders groß. Das Ein- und Ausräumen von Geschirr verführt deshalb zur Rundrückenbildung und Körperverdrehung. Durch Hinknien und

Benutzen eines Tabletts, wie in Abb. 76 demonstriert, verringert sich die Gefahr.

Im Haushalt sind viele Arbeiten im Stehen zu verrichten. Bei allen Arbeiten in Über-Kopf-Höhe wie Fensterputzen, Gardinen aufhängen, hohe Schränke einräumen usw. kommt es zur beschwerdeauslösenden Kopf-in-Nacken-Haltung und Hohlkreuzbildung.

▨ Durch Leitern und Fußauftritte, die im Haushalt immer bereit stehen sollten, begibt man sich immer auf die Höhe der Arbeitshandlung. Fußauftritte dienen auch zum wechselweisen Aufsetzen der Beine bei Arbeiten, die mit längerem Stehen verbunden sind.

Rückenschule im Garten

Gartenarbeit gilt allgemein als rückenbelastend. So häufen sich im Frühjahr und Herbst, wenn der Garten bestellt werden muss, bei unseren Patienten die Klagen über Hexenschussanfälle und Ischiasbeschwerden. Gartenarbeit zeichnet sich durch drei ungünstige Einflüsse auf die Wirbelsäule aus

1. Unterkühlung der Nacken- und Rückenmuskeln
2. Häufiges Bücken und Heben
3. Haltungskonstanz

▓ Man sollte sich gerade in der Übergangszeit warm genug anziehen und eher schwitzen als frieren.

Obwohl man sich viel bewegt und nach unseren Verhältnissen schwere körperliche Arbeit verrichtet, kann es zu lokalen Unterkühlungen in der Schulternackengegend und im Kreuz kommen, wenn z. B. hier das Hemd hochrutscht.

Bei Arbeiten im Garten kommt es vor, dass ein und dieselbe Körperhaltung längere Zeit eingehalten wird, z. B. beim Unkrautjäten, Pflanzensetzen, Harken usw. Erst beim Hochkommen bzw. Haltungswechsel merkt der Bandscheibengeschädigte, dass er etwas falsch gemacht hat. Der Gallertkern hat sich durch längere asymmetrische Belastung dann in die weniger belastete hintere Ecke des Zwischenwirbelabschnitts, das heißt bei Arbeiten mit

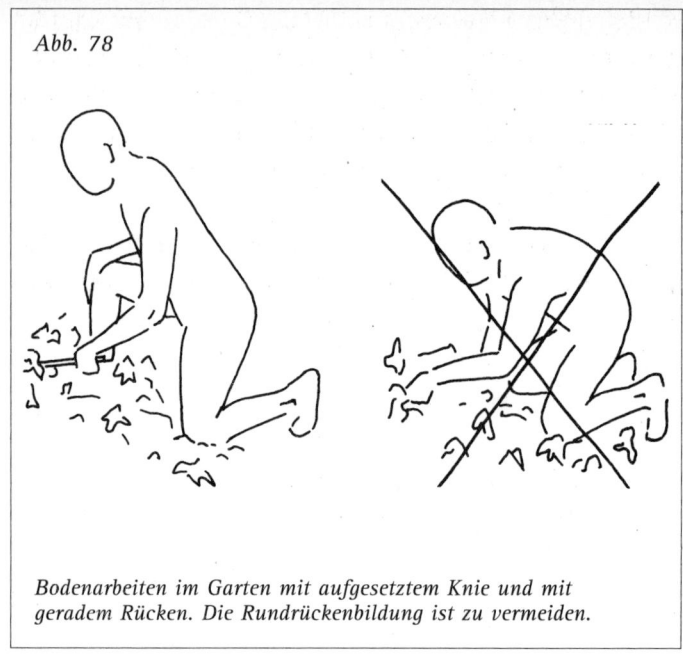

Abb. 78

Bodenarbeiten im Garten mit aufgesetztem Knie und mit geradem Rücken. Die Rundrückenbildung ist zu vermeiden.

Vorneigung nach hinten verschoben und wölbt den Bandscheibenring vor, was Schmerzen bereitet.

■ Damit es nicht so weit kommt, sollte man auch im Garten den Arbeitsplatz ständig wechseln und immer nur kleine Flächen bearbeiten, selbst wenn es noch so schwerfällt, die begonnene Arbeit nicht in einem Stück zu Ende zu bringen.

■ Bei jedem Arbeitsgang ist der Rücken gerade zu halten. Langstielige Gartengeräte müssen am Ende angefaßt werden. Bodenarbeiten sollte man mit aufgesetztem Knie verrichten.

Werden die drei Forderungen für die Gartenarbeit erfüllt: warm halten, häufiger Haltungswechsel und Rücken gerade, und natürlich auch die übrigen Rückenschulregeln beachtet, kann auch ein Bandscheibengeschädigter seiner Lieblingsbeschäftigung weiter nachgehen.

Er sollte darüber aber nicht seine Wirbelsäulenübungen und die bandscheibenfreundlichen Sportarten vergessen.

Bandscheibenschäden und Beruf

Die Ausführungen in den vorhergehenden Abschnitten über bandscheibenbewusste Haltung und Ausgleich von Fehlhaltungen gelten prinzipiell auch am Arbeitsplatz.

Über die Bedeutung schwerer körperlicher Arbeit für Entstehung und Verlauf der Bandscheibendegeneration ist schon viel geschrieben worden. Es gibt Statistiken, die ein Überwiegen bandscheibenbedingter Krankheitsbilder bei körperlich schwer Arbeitenden gegenüber Büroangestellten und Geistesarbeitern herausstellen, und solche, die keinen Unterschied oder sogar das Gegenteil ergeben.

Für die Ernährung des Bandscheibengewebes ist schwere Arbeit mit häufigem Wechsel der Körperposition (z. B. Hausarbeit) günstiger als stundenlanges Sitzen (z. B. Büroarbeit).

■   *Langdauerndes Sitzen bedeutet Schwerarbeit für die Bandscheiben.*

Alle beruflichen Tätigkeiten, die an eine bestimmte Haltungskonstanz gebunden sind, bringen eine Gefährdung für die Bandscheiben mit sich.

Dazu zählen z. B. alle sitzenden und stehenden Berufe. Stundenlange Haltungskonstanz ohne eine Möglichkeit zu ausreichenden Bewegungen wird z. B. dem Monteur an Fahrzeugen und Baugerüsten sowie dem Chirurgen, Zahnarzt und Berufsautofahrer abverlangt. Das wechselnde Aufsuchen unterschiedlicher Körperhaltung, die vorübergehende Einnahme der entlastenden Sitzhaltung mit zurückgestellter Rückenlehne und Kopf-Nacken-Unterstützung ist nur bei wenigen beruflichen Tätigkeiten möglich.

Tabelle 5
Bandscheibenbelastung bei beruflichen Tätigkeiten

Bandscheibenbelastende Arbeiten		Bandscheiben weniger belastende Arbeiten
Bandscheiben-belastung durch Haltungskonstanz	Bandscheiben-belastung durch schweres Heben Tragen und Bücken	
Büroangestellte	Bauarbeiter	Lehrer
Zeichner	Gärtner	Pförtner
Musiker	Kfz-Handwerker	Hausfrau
Friseur	Landarbeiter	Parkplatz-wärter
Chirurg	Forstarbeiter	Arzt
Zahnarzt	Bergleute	Tankstellen-wart
Bandarbeiter	Lieferfahrer	Lagerist
Feinmonteur	Transportarbeiter	MTA
Schneider	Schwerindus-triearbeiter	Kranken-schwester

Bandscheibenbelastende Arbeiten		Bandscheiben weniger belastende Arbeiten
Bandscheibenbelastung durch Haltungskonstanz	Bandscheibenbelastung durch schweres Heben Tragen und Bücken	
Kraftfahrer	Putzfrau	Kranken- gymnastin
Anstreicher		
Fußpfleger	Lagerarbeiter	Masseur
Koch		Kindergärt- nerin
Kellner		Lieferant
Pilot		Postzusteller
Zugführer		(unter 10 kg)
Kassierer		Stewardess
Datotypistin		
Kranführer		
Fliesenleger		

▨ Wenn ein Arbeitsvorgang unbedingt die aufrechte Haltung im Sitzen mit Geradestellung der Wirbelsäule erfordert, sind die bereits aufgestellten Richtlinien für Sitzmöbel am Arbeitsplatz bzw. in der Schule zu berücksichtigen.

▨ Arbeitspausen sollten zum Ausgleich der Arbeitshaltung benutzt werden.

■ Nach körperlich anstrengenden Arbeiten, wie längerem Gehen und Stehen, u. U. auch nach angespanntem aufrechtem Sitzen beim Maschineschreiben, ist die Einnahme der entlastenden Sitzhaltung erholsam.

■ Alle körperlich nicht anstrengenden Tätigkeiten, die außerdem durch Bewegungsarmut und monotonen Bewegungsablauf charakterisiert sind, sollten durch ausgleichende Bewegungsübungen unterbrochen werden. In Bürohäusern und Fabriken können für diese Zwecke Gymnastikräume eingerichtet werden. Bei der Ausstattung sind vor allem Geräte zu berücksichtigen, die Bewegungsübungen unter Entlastung gestatten (Schrägbrett, Sprossenwand, Matten usw.).

Durch Auswahl geeigneter Sitzmöbel mit individueller Anpassung, Schaffung von Arbeitsplätzen mit entlastender Sitzhaltung und durch Einrichtung von Übungsräumen können die langen Ausfallzeiten durch bandscheibenbedingte Erkrankungen reduziert und nicht zuletzt Kosten für den Arbeitgeber eingespart werden.

Tägliche Übungen
für die Wirbelsäule

Gymnastische Übungen dienen weniger zur Behandlung als zur Vorbeugung von bandscheibenbedingten Erkrankungen. Die wirbelsäulenstabilisierenden Muskeln müssen gekräftigt werden, um die lockerungsgeschädigten Bewegungssegmente von außen zu stabilisieren.

Der Patient soll sich ein Muskelkorsett antrainieren, welches die Häufigkeit und Heftigkeit von Anfällen bandscheibenbedingter Erkrankungen auf ein erträgliches Ausmaß verringert.

Keine Verbiegungen und Verdrehungen der Wirbelsäule

Die vielfach empfohlenen Wirbelsäulenübungen, welche mit starken Verbiegungen und Verdrehungen der Wirbelsäule einhergehen, um diese zu »mobilisieren«, rufen eher Beschwerden hervor, als dass sie diese verhindern.

Übungen bei Bandscheibenschäden müssen
1. ohne Bewegung der Wirbelsäule, d. h. allein durch Muskelanspannung (isometrisch) erfolgen und
2. in einer wirbelsäulenschonenden Haltung, der sogenannten Entlastungshaltung, stattfinden.
Erst hierdurch wird garantiert, dass während der Übungen keine Schmerzen auftreten.

Abb. 79

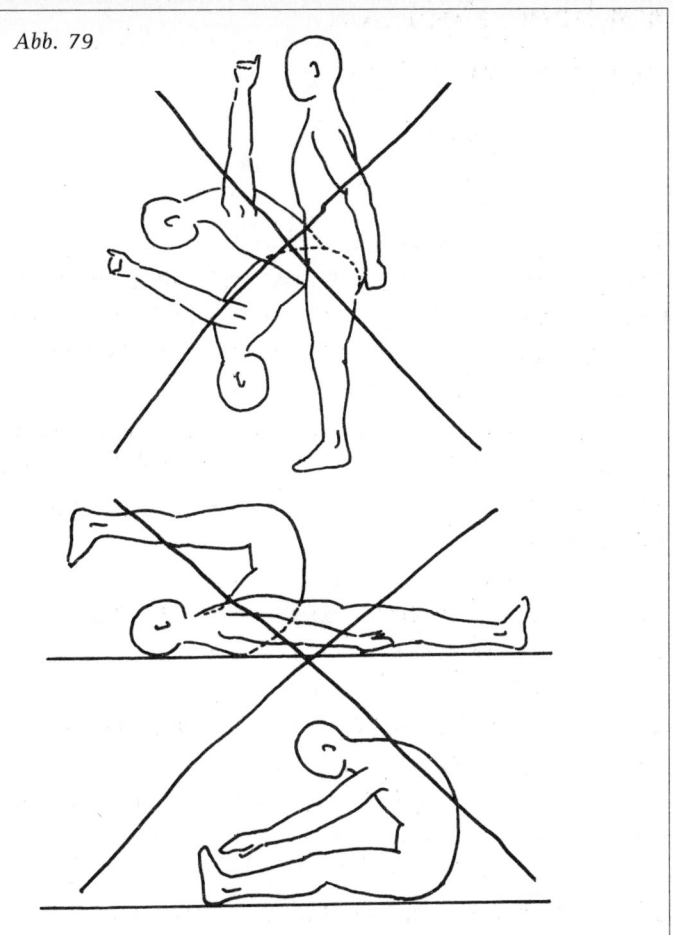

Ungeeignete gymnastische Übungen für die Wirbelsäule. Die extreme Rumpfbeugung nach vorn, sei es im Stehen oder Liegen, ist mit einer erheblichen Belastung der Bandscheiben verbunden: Der Bandscheibeninnendruck steigt über 200 kg. Die Bandscheiben wölben sich nach hinten vor und können u. U. einreißen, es kommt dann durch eine solche Übung zum Bandscheibenvorfall.

Welche Muskeln müssen trainiert werden?

Die Bauch- und Rückenmuskeln sowie die rumpfnahen Muskeln der Arme und Beine, also alle unsere großen und kräftigen Muskeln, gehören zu den Stabilisatoren der Wirbelsäule.

Im muskulär gefestigten Bewegungssegment sind Verlagerungen im Bandscheibengewebe und Verschiebungen der Wirbel gegeneinander weniger leicht möglich als bei schlaffer Haltung. Mit einem kräftigen Muskelkorsett kann man den Rumpf beim Heben und Tragen in einen festen Zylinder verwandeln. Durch Betätigung der Bauchpresse wird der Innendruck der Lendenbandscheiben um etwa 30 % gesenkt.

Wie schon im Kapitel »Die Wirbelsäule – unser zentrales Achsenorgan« (s. S. 25ff.) beschrieben, sind die Rumpfmuskeln mit den Stagen und Wanten beim Mast eines Segelschiffes zu vergleichen. Die Mastverankerungen finden sich beim Einmaster überall dort, wo der Mast unter dem Schub oder Zug der Segel dazu neigt, sich unerwünscht durchzubiegen. Die stabilisierende Wirkung ist um so effektiver, je größer der Winkel ist, den Wanten bzw. Stagen mit dem Mast bilden. Der Winkel muss mindestens 10 Grad betragen, weil sonst die Verstagung keine seitliche Absteifung bewirkt, sondern einen Stauch auf die Mastspur.

Auf die Wirbelsäule bezogen, bedeutet dies, dass den wirbelsäulenfernen Muskeln, also den Bauch- und langen Rückenstreck- sowie Bein- und Armmuskeln eine größere stabilisierende Wirkung zukommt als den unmittelbar der Wirbelsäule anliegenden Muskeln.

Bei der Übungsbehandlung ist deswegen den Bauch- und Brust-, Bein- und Armmuskeln eine ebenso große Beachtung zu schenken wie den Rückenstreckmuskeln. Rumpfvorneigende und rumpfrückneigende Muskelgruppen müssen gleichmäßig gekräftigt werden, um eine symmetrische Stabilisierung der Wirbelsäule zu erreichen. Der Bauchmuskulatur fällt nicht nur die Aufgabe eines Gegenspielers der Rückenstreckmuskeln zu, sondern sie unterstützt auch diese bei den Halteaufgaben des Beckens. Anspannung der Bauchmuskeln verstärkt den Bauchinnendruck und führt zur Aufrichtung der Wirbelsäule und des Beckens.

Ähnlich wie bei der Massage sind auch die Muskelkräftigungsübungen aus der Entlastungshaltung heraus durchzuführen und sollten möglichst isometrisch erfolgen, d. h. ohne Bewegung, um keine erneute Reizung der Nerven zu provozieren. Wenn man diese Grundsätze beachtet, können die Übungen schon am bettlägrigen Patienten zur Vorbereitung auf die Vertikalbelastung durchgeführt werden. Ausgangsstellung ist die Stufenlagerung bzw. die Bauchstufenlagerung. Da die Wirbelsäule bei dieser Körperhaltung am wenigsten belastet wird, bezeichnet man die Stufenlagerung bzw. die Bauch-Stufenlagerung auch als Entlastungshaltung.

Die Übungen aus der Entlastungshaltung

Wirbelsäulenstabilisierende Übungen und Bewegungsübungen für die Gelenke gehören zur täglichen Körperhygiene wie das Zähneputzen. Der entwicklungsgeschichtlich erworbenen aufrechten Haltung muss der Mensch täglich durch Übungen Tribut zollen, damit diese Haltung nicht zum Schicksal seiner Bandscheiben wird. Deswegen müssen alle Muskeln, welche die aufrechte Haltung garantieren, durch Übungen in gutem Trainingszustand gehalten werden.

Die Übungen finden in der Horizontallagerung statt, um den Druck von den Bandscheiben zu nehmen. Beim Anwinkeln der Hüft- und Kniegelenke um 90 Grad haben Beine und Körper von der Seite gesehen die Form einer Treppenstufe, deswegen heißt die Entlastungshaltung auch Stufenlagerung. Man erreicht diese Entlastungshaltung mit einem Schaumgummiwürfel, aber auch mit einem Stuhl oder Hocker, die durch eine Decke bzw. Kissen abgepolstert sind. Stuhlsitz bzw. Würfelhöhe entsprechen der Oberschenkellänge.

Im Nacken liegt ein zusammengerolltes Handtuch oder ein kleines Kissen.

In dieser Stufenlage fühlt sich der Bandscheibenpatient wohl. Innendruckmessungen der Bandscheiben haben ergeben, dass in der Stufenlage die Bandscheibenbelastung am geringsten ist. Durch Anspannen der Bauchmuskeln mit Betätigung der Muskelkompresse entlastet man die Bandscheiben noch zusätzlich, sodass der Belastungsdruck u. U. negative Werte erreicht.

Durch Anwinkeln der Beine kommt es zu einer Abflachung der Lendenlordose mit Erweiterung der Zwischenwirbellöcher. Nerven und Gefäße im hinteren Anteil des Bewegungssegmentes haben dadurch mehr Platz.

Die Anspannung der Muskeln erfolgt rein isometrisch, das heißt, es finden keine Bewegungen statt, die eventuell eine Reizung der Gelenkkapseln und Nerven hervorrufen könnten. Beine und Oberkörper heben so eben, das heißt, kaum sichtbar, von der Unterlage ab. Deswegen sind die Übungen aus der Entlastungshaltung nicht so spektakulär wie die sonstige Wirbelsäulengymnastik – aber sehr wirksam. Wir wissen vom Krafttraining und Bodybuilding, dass durch wiederholtes Anspannen eines Muskels eine deutlich meßbare Kraft- und Tonussteigerung erzielt werden kann. Tonus bedeutet erhöhte Grundspannung, die für eine Dauerstabilisierung der gelockerten Bewegungssegmente so wichtig ist. Bandscheiben und Bänder können nicht mehr so sehr von einer unkoordinierten Bewegung überrascht werden.

In der Entlastungshaltung mit 90 Grad gebeugten Hüft- und Kniegelenken kommt es auch zur gewünschten Dehnung des hinteren Muskelbänderkomplexes. Damit wird der Bewegungsspielraum des Lenden-, Becken-, Beinsystems vergrößert. Unter krankengymnastischer Anleitung ist es auch erlaubt, über die rein isometrischen Übungen in der Entlastungshaltung hinaus, aktive und passive Dehnübungen für die verkürzten Muskeln und Bänder durchzuführen. Die Muskeldehnung erfolgt z. B. erst durch Anspannung der verkürzten Muskelgruppen mit nachfolgender Dehnung in der Entspannungsphase: so genannte isometrische Relaxation. Nach Dehnung und Vergrößerung des Bewegungsspielraums erfolgt dann das Krafttraining der Muskelgruppen, die für die Rumpfstabilisierung verantwortlich sind.

Es empfiehlt sich, die Dehnübungen zunächst unter fachlicher Anleitung durchzuführen, da man selbst

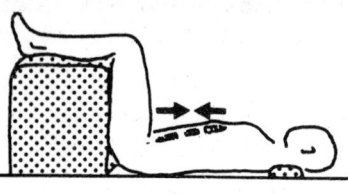

1 Lendenwirbelsäule gegen die Unterlage drücken durch »Einziehen des Bauches«. Es spannen sich an: Bauchmuskeln.

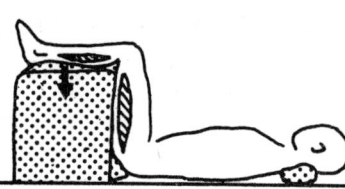

2 Unterschenkel gegen die Unterlage drücken, das Gesäß hebt so eben ab. Es spannen sich an: Muskeln der Oberschenkelrückseite und Wadenmuskeln.

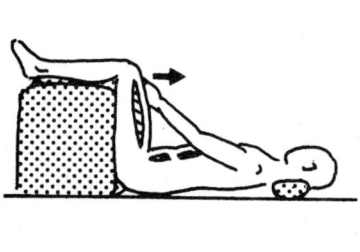

3 Knie gegen die Arme drücken, erst gleichzeitig (rechte Hand gegen rechten Oberschenkel, linke Hand gegen linken Oberschenkel), dann wechselseitig (rechte Hand gegen linken Oberschenkel usw.). Es spannen sich an: Muskeln an der Oberschenkelvorderseite, gerade und schräge Bauchmuskeln, vordere Schulter-Hals-Muskeln.

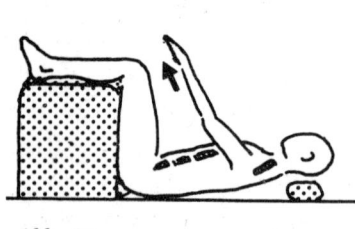

4 Kopf und Oberkörper hoch, so eben von der Unterlage abheben, die Arme sind nach vorn gestreckt. Erst gerade nach vorn, dann schräg nach vorn rechts und schräg nach vorn links. Es spannen sich an: gerade und schräge Bauchmuskeln, vordere Schulter-Hals-Muskeln.

Abb. 80

Fehler machen könnte, etwa in Form der in Abb. 79 gezeigten Übungen, die mit hoher Druckbelastung für die Bandscheiben einhergehen.

Die Übungen in der Entlastungshaltung zur Kräftigung der Rumpf- und Beinmuskeln lassen sich rasch selbst erlernen. Um den nötigen Kraftzuwachs zu erzielen, sollte man die in den folgenden Abbildungen gezeigten Übungen [...] etwa 10 Minuten lang durchführen. Die [...] können natürlich beliebig gesteigert werden. Man kann [...] nichts falsch machen.

Üb[...] der Stufenlagerung
Die [...] liegen auf einem Schaumgummiwürfel, [...]hl. Ein zusammengerolltes Handtuch die [...]lle. Jede Übung mindestens dreimal jew[...] (bis 5 zählen, verschnaufen, bis 5 zählen [...]

Übu[...] 6 aus der Bauch-Stufenlagerung
Der O[...] liegt flach auf der Unterlage, die Arme sind hi[...] Kopf verschränkt, das zusammengerollte Handtu[...] unter den Füßen.

Bei den [...]ngen 5 und 6 befindet sich der Patient in Bauch-Stufenlagerung bzw. in der umgekehrten Stufenlagerung. Der Oberkörper liegt flach auf der gepolsterten Unterlage. Die Arme sind hinter den Kopf verschränkt oder, falls dies unangenehm ist, liegen seitlich auf der Unterlage.

Das zusammengerollte Handtuch bzw. das Kissen liegt unter den Füßen, um eine Spitzfußstellung möglichst zu vermeiden.

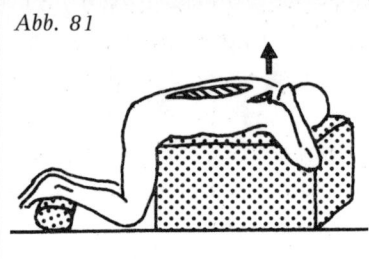

Abb. 81

5 Kopf und Oberkörper hoch, so eben von der Unterlage abheben. Erst gerade hoch, dann Oberkörper etwas nach rechts und hoch, etwas nach links und hoch. Es spannen sich an: Rückenstreckmuskeln, hintere Schulter-Hals-Muskeln.

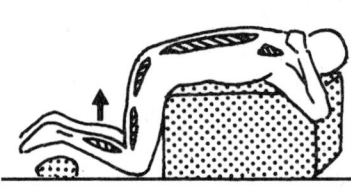

6 Unterschenkel und Knie hoch, so eben von der Unterlage abheben, mit dem Oberkörper zum Gewichtsausgleich weit nach vorn rücken. Es spannen sich an: Wadenmuskeln, hintere Oberschenkelmuskeln, Gesäßmuskeln, Rückenstrecker, hintere Schulter-Hals-Muskeln.

■ Bei diesen Übungen ist unbedingt darauf zu achten, dass sich Oberkörper und Beine wirklich nur so eben von der Unterlage abheben, sodass man allenfalls noch die flache Hand dazwischenschieben kann. Stärkeres Anheben bedeutet Hohlkreuzbildung.

■ Wenn Beschwerden bei den Übungen aus der Entlastungshaltung auftreten, stimmt etwas nicht. Entweder ist die Lagerung nicht richtig oder es wird zu früh geübt, das heißt, der Reizzustand im Bewegungssegment ist noch nicht abgeklungen. Sollten trotz korrekter Lagerung und Durchführung der Übungen unangenehme Schmerzen auftreten, muss man den Arzt um Rat fragen.

Das Einstudieren der wirbelsäulenstabilisierenden Übungen aus der Entlastungshaltung erfolgt in der Regel unter Anleitung einer Krankengymnastin auf Verordnung des Arztes. Die Aufgabe der Krankengymnasten besteht u. a. darin, nachzuprüfen, ob sich auch die richtigen Muskeln anspannen und ob sich nicht eventuell Fehler durch Hohlkreuzbildung einschleichen. Außerdem können noch ähnliche Übungen hinzugefügt werden. Vor den Übungen empfehlen sich Wärmeanwendungen und Massagen.

Beherrscht der Patient schließlich sein Übungsprogramm, so kann er es selbstständig weiterführen und in seinen Tagesplan einfügen – wie das Zähneputzen.

Die Übungen sind allerdings unabhängig von der Tageszeit und können bei jeder Gelegenheit mindestens einmal am Tag durchgeführt werden.

Wirbelsäule und Sport

Sport und Gymnastik können heute die nötige Beanspruchung unseres Bewegungsapparates ersetzen, die unseren Vorfahren bei der Verrichtung ihres Tagewerkes selbstverständlich war. Speziell unsere Bandscheiben und Gelenkknorpel sind auf jede Art von Bewegung angewiesen.

■   Deswegen lautet auch die erste Rückenschulregel: *Du sollst dich bewegen.*

■   Ein breitgefächertes Freizeitangebot mit vielen erschwinglichen und Freude bereitenden sportlichen Betätigungen kommt dieser Empfehlung entgegen.

Der Sport spielt bei Bandscheibenschäden eine zwiespältige Rolle: Einerseits beugt man durch geeignete sportliche Aktivität den verschiedenartigen Verschleißerkrankungen des Bewegungsapparates, insbesondere der Bandscheibendegeneration, vor, andererseits kann man durch ungeeignete Bewegungsabläufe und übertriebene sportliche Betätigung u. U. sogar einen Bandscheibenvorfall hervorrufen. Man denke nur an den Hochleistungssport und an das vorbereitende Krafttraining.

Insgesamt überwiegen aber beim Sport die positiven Einwirkungen. Man kann immer wieder beobachten, dass beim durchtrainierten Patienten, dessen Rumpfmuskeln, insbesondere die Rückenstreckmuskeln, kräftig entwickelt sind, nicht so schwerwiegende Schmerzsyndrome auftreten wie beim untrainierten Patienten. Straffe Bänder und gut trainierte Muskeln fangen die zahlreichen mechanischen Belastungen des täglichen Lebens und der Berufsarbeit ab.

Tabelle 6
Bandscheibenbelastende und bandscheibenfreundliche Sportarten

Bandscheibenfreundliche Sportarten	teils belastend teils freundlich	Bandscheibenbelastende Sportarten
Laufen	Fußball	Golf
Schwimmen	Handball	Tennis
Rad fahren	Volleyball	Skiabfahrtslauf
Skilanglauf	Basketball	Gewichtheben
Musikgymnastik	Turnen	Segeln
Tanzen	Tischtennis	Rudern
Reiten		Kanu
		Feld- und Eishockey
		Squash
		Badminton

▪ Sport sollte nicht um jeden Preis betrieben werden. Einschränkungen bei Allgemein- und orthopädischen Erkrankungen sind bekannt. Auch bei einer akuten bandscheibenbedingten Erkrankung wie bei einem Hexenschuss, einer Ischias oder bei einem akuten Schulter-

Nacken-Syndrom verbietet sich jede sportliche Betätigung, damit die gereizten Nervenwurzeln erst einmal wieder zur Ruhe kommen.

Die einzelnen Sportarten üben eine posive oder negative Wirkung auf die Bandscheiben aus. In Tab. 6 sind einige Sportarten im Hinblick auf ihre Bandscheibenbealstung aufgeführt.

Die Einteilung erfolgt einmal unter dem Gesichtspunkt der sportartspezifischen Haltung und Bewegungsabläufe, die mehr oder weniger bandscheibenfreundlich sind, und zum anderen haben wir bei Befragungen und Reihenuntersuchungen von Vereins- und Breitensportlern verschiedener Disziplinen Angaben über die Häufigkeit von Wirbelsäulenbeschwerden erhalten, die im Zusammenhang mit der jeweiligen Sportart aufgetreten sind.

Mannschaftsballspiele (Fußball, Handball, Volleyball usw.)

Mannschaftsballspiele gehören hinsichtlich ihrer Wirbelsäulenbelastung in die mittlere Gruppe, das heißt, sie sind weder ausgesprochen wirbelsäulenbelastend, noch kann man sie als wirbelsäulenfreundlich bezeichnen. Es kommen Drehbewegungen des Rumpfes beim Laufen und Springen ebenso vor wie Hohlkreuz und Rundrückenbildung.

Aber vielleicht liegt gerade hierin die positive Wirkung, dass durch ständigen Wechsel der Körperhaltung die Rückenschulregel Nr. 1 mit der Forderung nach viel Bewegung zum Tragen kommt.

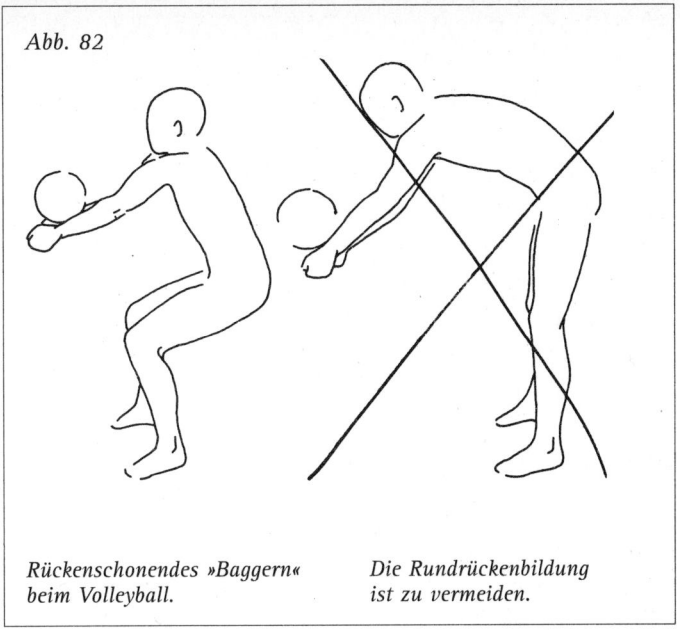

Abb. 82

*Rückenschonendes »Baggern«
beim Volleyball.*

*Die Rundrückenbildung
ist zu vermeiden.*

Im Wettkampfgeschehen, wo es um Tore und Punkte
geht, kann man schlecht auf eine bandscheibenscho-
nende Haltung achten.

▓   Wichtig ist, dass man gut trainiert und aufgewärmt
in das Spielgeschehen eingreift. Aufwärmübungen vor
dem Spiel sind deswegen besonders ratsam.

Sportler mit einer anfälligen Wirbelsäule sollten täglich
ihre wirbelsäulenstabilisierenden Übungen machen und
eine wirbelsäulenfreundliche Parallelsportart aufnehmen
(Schwimmen, Laufen), damit sie sich für den Mann-
schaftsballsport fit halten.

Soweit wie möglich können auch die Regeln der Rückenschule beachtet werden. So z. B. beim Ball aufheben, was im Spiel häufiger vorkommt, als man denkt.

Beim Volleyball kann man bei der Erwartung des gegnerischen Aufschlages und beim Baggern eine wirbelsäulenschonende Haltung bewusst einnehmen: Rücken gerade, Hüften und Knie gebeugt. Das gleiche gilt für die Erwartung des gegnerischen Aufschlages beim Tennisspiel.

Dass Mannschaftsballspiele nicht besonders wirbelsäulenschädigend sind, haben unsere wissenschaftlichen Reihenuntersuchungen über die sportbedingten Schäden am Bewegungsapparat an über 1000 Vereinsspielern im Fußball, Handball und Volleyball ergeben. Verletzungen und Beschwerden an Armen und Beinen standen weitaus im Vordergrund. Die Wirbelsäule war im Vergleich zu gleichaltrigen Nicht-Sporttreibenden weitaus weniger betroffen.

Golf

Golf steht eigentlich auf der schwarzen Liste der Rückenschule. Vornübergeneigte Haltung mit Rundrücken, Drehbewegung des Rumpfes mit Hohlkreuzbildung unter Belastung und häufiges Bücken sind für diese Einschätzung verantwortlich. Bandscheibenleidende, die noch nie Golf gespielt haben, sollten deswegen nicht gerade diese Freizeitbeschäftigung auswählen.

Auf der anderen Seite fällt es dem behandelnden Arzt immer wieder schwer, einem passionierten Golfspieler

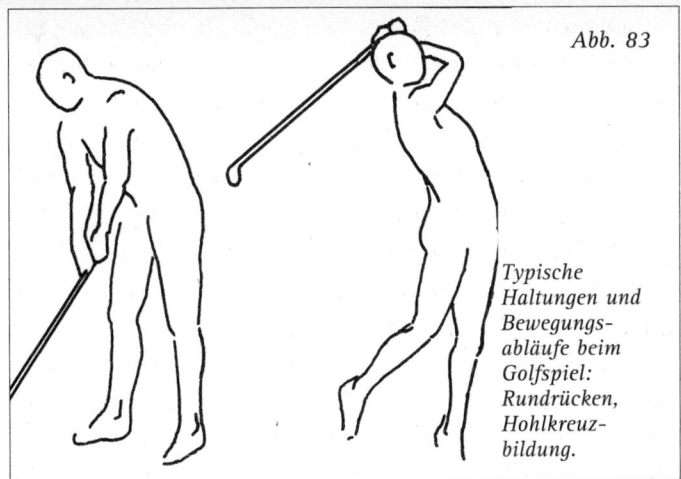

Abb. 83

Typische Haltungen und Bewegungs-abläufe beim Golfspiel: Rundrücken, Hohlkreuz-bildung.

seine Lieblingsbeschäftigung auszureden, nur weil er das Rückenproblem hat. Mit den Regeln der Rückenschule ist es durchaus möglich, diesen Sport weiter zu betreiben, ohne Schaden zu nehmen.

Zunächst sollte man seine Schlagtechnik überprüfen und versuchen, den Rücken so weit wie möglich gerade zu halten. Die Drehbewegung sollte mehr aus der Hüfte und aus den Kniegelenken erfolgen. Dass man beim Ballaufheben in die Hocke gehen soll, versteht sich von selbst.

Wie bei allen bandscheibenbelastenden Sportarten ist das Aufwärmen vor dem Kurs und das Warmhalten der empfindlichen Schulter-Nacken- und Lenden-Region während des Golfspielens von großer Bedeutung. Eine parallele bandscheibenfreundliche Sportart mit dynamischer Beanspruchung des Bewegungsapparates und des Kreislaufes sei dem rückenleidenden passionierten Golfspieler anempfohlen.

■ Wichtig sind die täglichen Wirbelsäulenübungen aus der Entlastungshaltung.

Krafttraining

Bei vielen Sportarten gehört das Krafttraining zur üblichen Wettkampfvorbereitung. Kraft- und Muskelzuwachs werden durch Gewichtheben und an speziellen Geräten erreicht. Dabei kann es zu (Fehl-)Belastungen der Wirbelsäule kommen. Das gilt insbesondere für das Gewichtheben. Beim Hochheben der Hanteln im Stehen, sei es durch Stoßen oder Reißen, entsteht in der Schlussphase ein Hohlkreuz unter voller Gewichtsbelastung. Zusammen mit dem zum Teil enormen Gewicht durch die Hanteln entstehen Schäden im hinteren Bandscheibenanteil

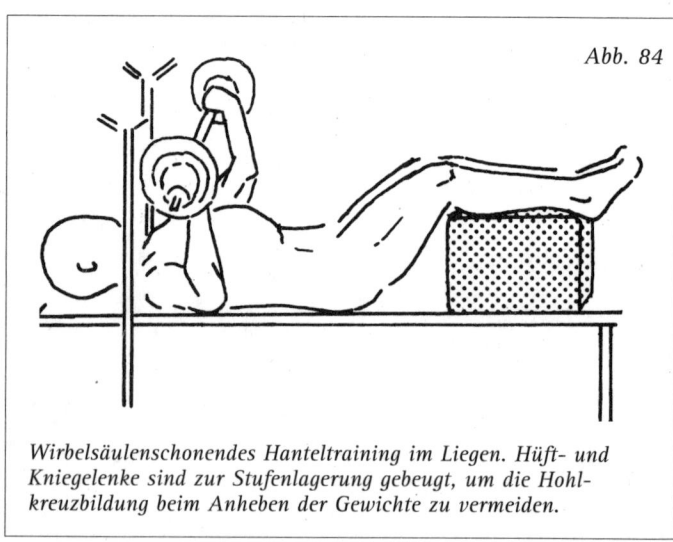

Abb. 84

Wirbelsäulenschonendes Hanteltraining im Liegen. Hüft- und Kniegelenke sind zur Stufenlagerung gebeugt, um die Hohlkreuzbildung beim Anheben der Gewichte zu vermeiden.

Abb. 85

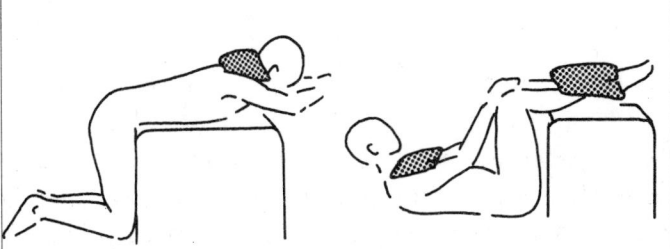

Krafttraining für die Bauch- und vorderen Beinmuskeln mit Übungen aus der Entlastungshaltung durch Auflegen von Sandsäcken.

Abb. 86

Training der Schultergürtelmuskulatur in der mittleren Sitzhaltung: Knie tiefer als Hüfte zur Optimierung des Lenden-Becken-Beinwinkels und Geradestellung der Wirbelsäule.

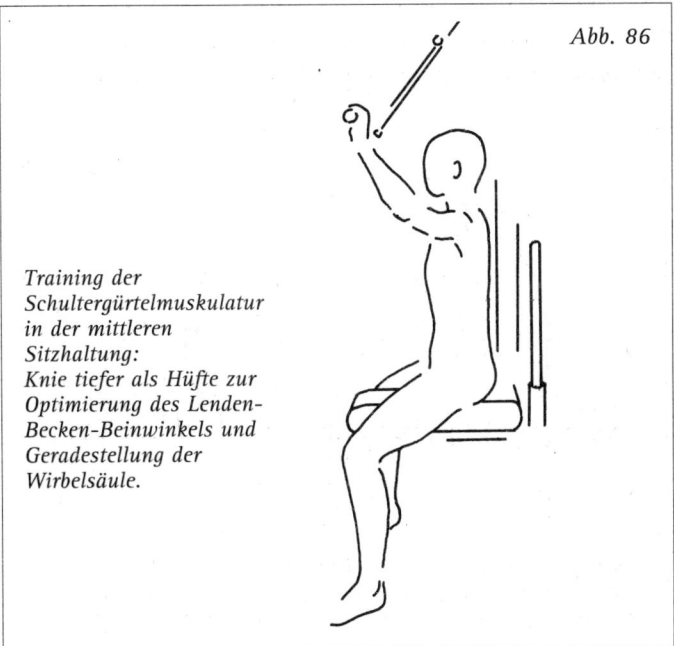

und im Wirbelbogen. Dort bildet sich u. U. eine Knochen-
erweichungszone, die man als Spondylolyse bezeichnet.
Im weiteren Verlauf kann ein Wirbelgleiten (Spondylolisthese) entstehen.

Wir haben bei unserer Reihenuntersuchung von Ge-
wichthebern verschiedener Alters- und Gewichtsklassen
mit Röntgenspezialaufnahmen der Lendenwirbelsäule
feststellen müssen, dass jeder fünfte Gewichtheber, der
regelmäßig an Wettkämpfen teilnimmt, solche Umbau-
zonen im unteren Bereich seiner Lendenwirbelsäule aufweist.

Wenn man schon einen Kraft- und Volumenzuwachs
der großen Muskeln erzielen will, so sollte dabei die Wirbelsäule nicht belastet werden. Es gibt zahlreiche Geräte,
mit denen Arm- und Beinmuskeln auch ohne Wirbelsäulenbelastung trainiert und zu Höchstleistungen gebracht
werden können. Wenn schon ein Hanteltraining zur Kräftigung der Arm- und Schultergürtelmuskeln durchgeführt werden soll, kann dies auch im Liegen auf einer
Bank erfolgen. Die Hüft- und Kniegelenke sind dabei gebeugt, um die Hohlkreuzbildung zu vermeiden.

Für das Training der Beinmuskeln gibt es entsprechende
Maschinen und Geräte, die ebenfalls im Liegen betätigt
werden können.

Beim Krafttraining sollte man die Bauch- und Rückenstreckmuskeln nicht vergessen. Alle im Buch aufgeführten
Wirbelsäulenübungen stellen schon eine Art Krafttraining
für die Rumpf- und großen Arm- und Beinmuskeln dar.
Wenn man die Anspannungszeiten verlängert und sich
noch zusätzlich Gewichte auflegt, kann der Kraftzuwachs

erheblich sein. Gleichzeitig vermehrt sich die Muskelmasse.

Laufen (Joggen) ist Bandscheibenmassage

Hier soll nicht vom Laufen als Spezialdisziplin in der Leichtathletik die Rede sein, sondern vom Laufen bzw. Joggen als Breitensport. Sportmediziner betonen immer wieder, dass Kreislauf und Bewegungsapparat gleichermaßen profitieren. Auch für die Wirbelsäule ergeben sich fast nur positive Gesichtspunkte. Bei leicht vornü-

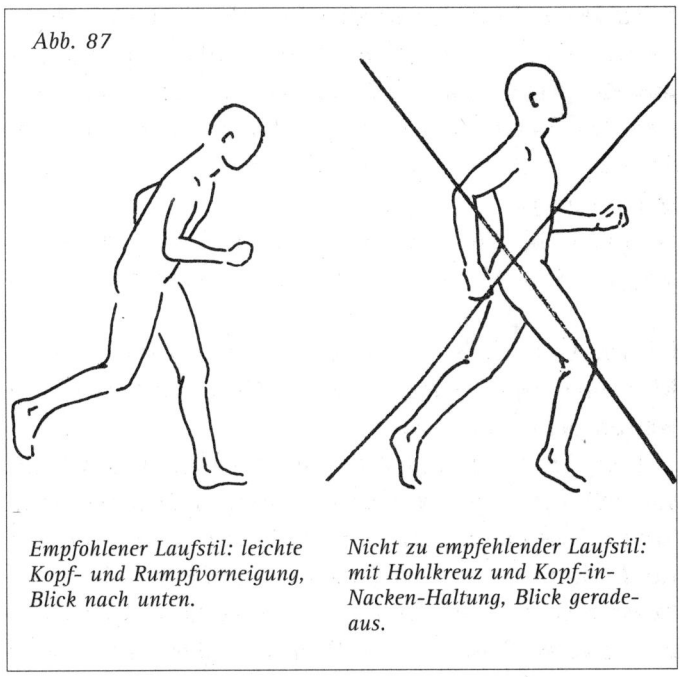

Abb. 87

Empfohlener Laufstil: leichte Kopf- und Rumpfvorneigung, Blick nach unten.

Nicht zu empfehlender Laufstil: mit Hohlkreuz und Kopf-in-Nacken-Haltung, Blick geradeaus.

bergeneigter Haltung mit angewinkelten Armen, wie es dem Laufstil der meisten Menschen entspricht, werden die Bewegungssegmente der Lendenwirbelsäule in ihrer Funktionsmittelstellung in regelmäßigem Be- und Entlastungsrhythmus beansprucht. Gleiches gilt für die Halswirbelsäule, wenn man den Kopf leicht vorneigt und den Blick nach unten richtet, was beim Waldlauf zum rechtzeitigen Erkennen von Hindernissen ohnehin zu empfehlen ist (beobachte deine Schritte, watch your steps).

▪ Neben diesem wirbelsäulenfreundlichen Laufstil sieht man in größeren Gruppen immer wieder Läufer, die den Kopf in den Nacken legen und sich eher etwas zurückneigen. Dieser Laufstil ist für Bandscheibengeschädigte nicht zu empfehlen.

Beim Laufen kommt es zu einem rhythmischen Wechsel zwischen Be- und Entlastung der Wirbelsäule und so zu einer besseren Ernährung bzw. Durchsaftung der Bandscheiben.

Leichte Vor- und Rückbewegungen des Beckens, die mit jedem Schritt verbunden sind, übertragen sich auf die unteren Lendenbandscheiben und massieren bzw. durchwalken dort die Gallertkerne. Der Gallertkern wird wieder in die Mitte geschaukelt, falls er sich durch Haltungskonstanz verschoben haben sollte.

Die Wirbelgelenke der unteren Lendenwirbelsäule vollführen ebenfalls kleine rhythmische Bewegungen aus der Funktionsmittelstellung heraus. Deswegen ist die leicht vornübergeneigte Haltung beim Laufen so wichtig.

Wir haben bei unseren Untersuchungen auf dem Laufband mit Ableitung von Aktionspotentialen, das heißt Aktivitätszeichen verschiedener Muskelgruppen, feststellen können, dass beim Lauf nicht nur die Beinmuskeln, sondern auch die Rumpfmuskeln, das heißt Bauch- und Rückenstreckmuskeln, deutlich beansprucht werden. Jeder kann sich selbst davon überzeugen, wenn er mal beim Laufen seine Rückenstreck- bzw. Bauchmuskeln abtastet und feststellt, wie sie sich rhythmisch an- und entspannen.

Eine wesentliche Voraussetzung für die genannten Auswirkungen des Laufens auf die Wirbelsäule ist das richtige Schuhwerk mit stark gepolsterten Sohlen, wie sie heute in allen guten Laufschuhen vorhanden sind.

Hiermit wird auch der Lauf auf hartem Untergrund möglich, der in den meisten Gegenden als Laufstrecke nur zur Verfügung steht.

Wegen der rhythmischen Beanspruchung der Bewegungssegmente in funktionsgerechter Mittelstellung ist das Laufen für Menschen mit anfälligen Bandscheiben besser als Gehen und Stehen. Viele Patienten geben an, dass sie eher eine Stunde laufen können als eine halbe Stunde im Kaufhaus oder Museum umherschlendern. Diese positive Auswirkung des Laufens auf die Wirbelsäule kam auch bei unserer Befragungs- und Untersuchungsaktion bei mehreren hundert Joggerinnen und Joggern verschiedener Lauftreffs zum Ausdruck. Wir wollten die Beschwerden und Schäden am Bewegungsapparat feststellen, die durch das Laufen entstanden waren. Die meisten gaben Vorfuß-, Achillessehnen- und Kniebeschwerden an, vor allem, wenn sie für ihre Verhältnisse zu viel gelaufen waren; über Wirbelsäulenbeschwerden klagte kaum einer.

Rad fahren – Bewegung ohne Belastung

Beim Rad fahren wird das Körpergewicht nicht über die Beine, sondern über den Sattel und teilweise über den Lenker zum Boden geleitet. Deswegen wird Rad fahren neben Schwimmen immer dann empfohlen, wenn z. B. Verschleißerscheinungen der Hüft- und Kniegelenke vorhanden sind und sich durch belastete Bewegung noch verschlimmern könnten. Auch die Wirbelsäule profitiert vom Rad fahren, obwohl an Bewegung und Muskeltraining nicht so viel oben ankommt wie etwa beim Laufen. Dafür ist die Wirbelsäule durch Abstützung des Oberkörpers am Lenker wenigstens teilweise entlastet. Außerdem kann man bei entsprechender Lenker- und Satteleinstellung den Körper wieder in die wirbelsäulenentlastende Stufenhaltung bringen. Knie und Hüften sind gebeugt, die Wirbelsäule ist gerade. Das Hohlkreuz (die Lendenlordose) wird dadurch weitgehend aufgehoben. Den für die Radrennfahrer typischen Katzenbuckel vermeidet man dadurch, dass der Lenker so hochgestellt wird, bis die Wirbelsäule gerade eingestellt und der Blick geradeaus gerichtet ist. Auf die Bedeutung des hohen Lenkers für die Halswirbelsäule wurde schon früher hingewiesen.

Beim Rad fahren kommt es ähnlich wie beim Laufen durch die abwechselnde Hüftbeugung und -streckung zu geringen Vor- und Rückkippbewegungen des Beckens. Diese Bewegung überträgt sich auf die unteren Bewegungssegmente der Lendenwirbelsäule und bewirkt dort ein Durchwalken des Bandscheibengewebes, wenn auch in geringerem Ausmaß als beim Laufen.

▦ Fahrtwind und langsameres Warmwerden als bei den anderen Sportarten machen es erforderlich, dass man sich beim Rad fahren von vornherein warm anzieht. Dies trifft in besonderem Maße für die ohnehin gefährdete Schulter-Nacken-Region zu.

Welches Fahrrad?

Um die genannten Auswirkungen auf Wirbelsäule und Gelenke zu erzielen, ist es nicht erforderlich, sich ein superleichtes und schnelles Rennrad zuzulegen. Der tiefe Rennlenker ist für die Wirbelsäule ohnehin ungeeignet.

Empfohlen wird ein Fahrrad mit ausreichenden Verstellmöglichkeiten für Sattel und Lenker. Die Reifen sollten eine ausreichende Dicke aufweisen und nicht zu hart aufgepumpt sein, um die Unebenheiten der Fahrbahn auszugleichen und die Erschütterungen abzufangen. Aus gleichem Grunde empfiehlt sich ein gut gefederter Sattel. Eine Gangschaltung sorgt auch bei Steigungen für einen gleichmäßigen Bewegungsablauf.

▦ Ähnlich wie beim Schwimmen und Laufen gilt es auch beim Rad fahren, nicht möglichst schnell eine vorgegebene Strecke zurückzulegen, sondern eine bestimmte Zeit lang einen bestimmten Bewegungsablauf durchzuführen. Die Leistungssteigerung lässt sich am besten am subjektiven Wohlbefinden während und nach dem Rad fahren ablesen.

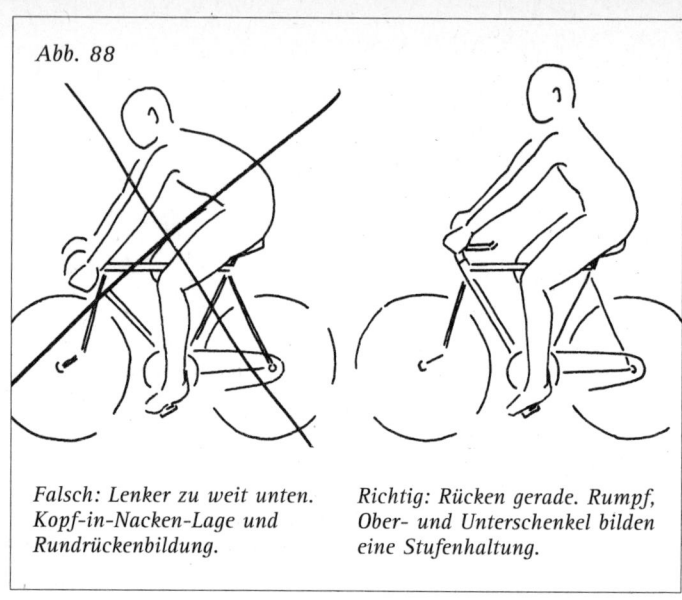

Abb. 88

Falsch: Lenker zu weit unten.
Kopf-in-Nacken-Lage und
Rundrückenbildung.

Richtig: Rücken gerade. Rumpf,
Ober- und Unterschenkel bilden
eine Stufenhaltung.

Mit dem Standrad ist grundsätzlich die gleiche gesundheitliche Wirkung zu erzielen wie mit dem Rad fahren auf der Straße, nur ungefährlicher, wetterunabhängig und langweiliger. Deswegen sollte man sich durch Fernsehen (Video) oder Musik dabei unterhalten lassen. Mit dem Standrad lässt sich die Leistung besser dosieren und systematisch steigern, was für das Herz- und Kreislauftraining wichtig ist. Oft findet sich ein Kompromiss: Bei gutem Wetter draußen Rad fahren; bei schlechtem Wetter und wenig Zeit Standrad fahren.

Das Standrad, für Herz-, Kreislauf-, Bewegungsapparat und subjektives Wohlbefinden gleichermaßen von Bedeutung, sollte in keinem Haushalt fehlen.

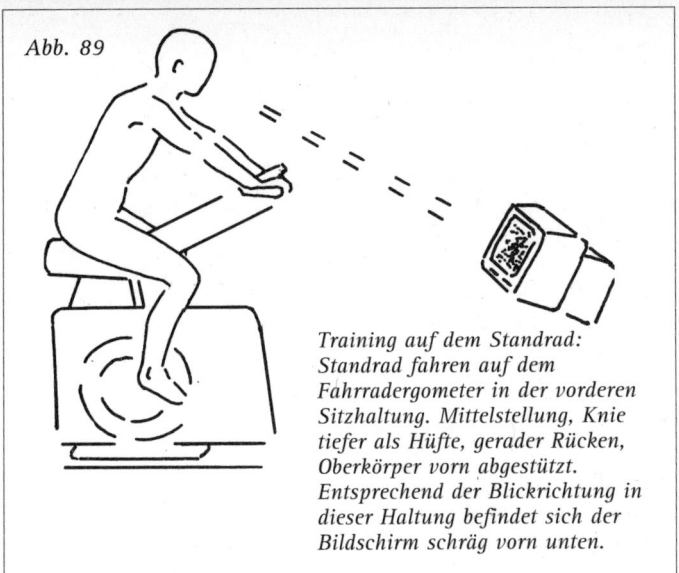

Training auf dem Standrad: Standrad fahren auf dem Fahrradergometer in der vorderen Sitzhaltung. Mittelstellung, Knie tiefer als Hüfte, gerader Rücken, Oberkörper vorn abgestützt. Entsprechend der Blickrichtung in dieser Haltung befindet sich der Bildschirm schräg vorn unten.

Reiten

Beim aufrechten Sitzen im Sattel mit angewinkelten Hüft- und Kniegelenken ist die Lendenwirbelsäule so einge- stellt, dass die Bandscheiben der Lendenwirbelsäule gleichmäßig belastet werden. Rhythmische Be- und Ent- lastung wirken sich positiv auf den Stoffwechsel der Bandscheiben aus. Eine Bandscheibenmassage mit dem Zurechtrücken eventuell verschobener Anteile des Gallert kernes findet sich ähnlich wie beim Laufen.

Bei unserer Reihenuntersuchung bei über 100 Reitern verschiedener Altersklassen gaben einige von ihnen an, dass sich ihre Hexenschussbeschwerden beim Reiten spontan gebessert hätten. Erstmalig aufgetretene oder eine Verschlimmerung bereits bestehender Beschwerden beim Reiten konnten wir in unserem Untersuchungskollektiv nicht registrieren. Schädigungsmöglichkeiten für die Bandscheiben ergeben sich beim Reiten nur dann, wenn eine übertrieben aufrechte Haltung mit Hohlkreuzbildung oder Rundrückenbildung, z. B. bei Übermüdung, eingenommen wird. Beim Überspringen größerer Hindernisse kann es zu Stauchungen mit plötzlicher asymmetrischer Kompression einzelner Zwischenwirbelabschnitte kommen.

▪ Deswegen empfiehlt sich auch Reitern eine muskelkräftigende Gymnastik.

Skiabfahrtslauf

Der alpine Skilauf, das heißt das Heruntergleiten von verschneiten Berghängen auf Skiern, bereitet zwar viel Freude, ist aber auch durch bandscheibenbelastende Haltungen und Bewegungen gekennzeichnet. Das fängt schon mit dem umständlichen Schuhanziehen und langem Anstehen am Lift an. Mit angeschnalltem Ski ist es nicht einmal möglich, ein Bein aufzusetzen oder sich irgendwo anzulehnen. Man kann sich allenfalls an den Skistöcken abstützen.

Abgekühlt auf dem Berg angekommen, beginnt die Talfahrt in vornübergeneigter Rundrückenhaltung mit Drehbewegungen des Rumpfes beim Abschwingen. Unebenheiten und Buckel sorgen dafür, dass die Wirbelsäule in dieser Haltung auch noch eingestaucht wird.

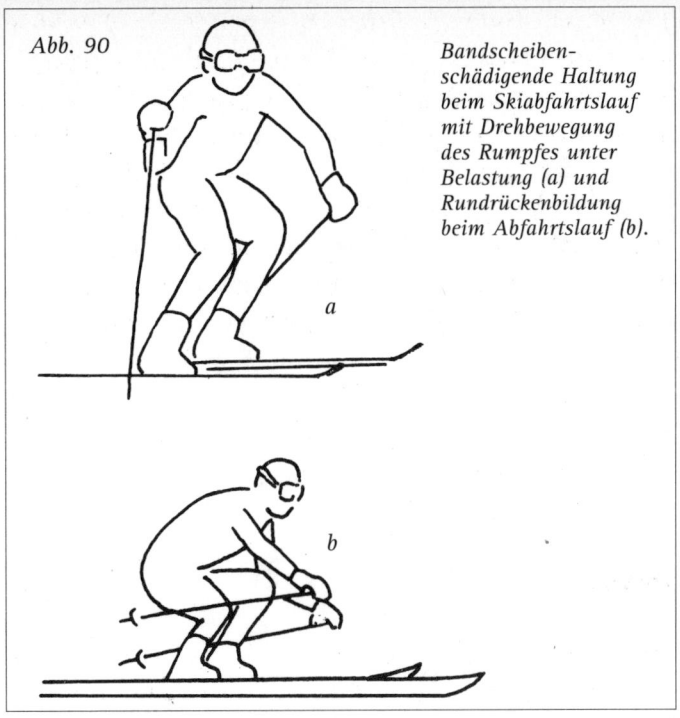

Abb. 90

*Bandscheiben-
schädigende Haltung
beim Skiabfahrtslauf
mit Drehbewegung
des Rumpfes unter
Belastung (a) und
Rundrückenbildung
beim Abfahrtslauf (b).*

Da dieses »Vergnügen« für die meisten Menschen nur wenige Tage im Jahr dauert, ist dem begeisterten, aber wirbelsäulenanfälligen Skiläufer zu raten, nur dann auf die Piste zu gehen, wenn er absolut beschwerdefrei ist und sich durch Wirbelsäulengymnastik gut vorbereitet hat.

▨ Parallele bandscheibenfreundliche Sportarten sind beim alpinen Skilauf besonders wichtig, weil es sich für die meisten nur um einen Gelegenheitssport handelt. Mit dem Skilanglauf besteht sogar die Möglichkeit, an Ort und Stelle etwas für die Wirbelsäule (und den Kreislauf) zu tun.

Skilanglauf

Beim Skilanglauf handelt es sich um eine wirbelsäulen- und bandscheibenfreundliche Sportart, die nicht nur von den Orthopäden, sondern auch von den Kreislaufmedizinern sehr empfohlen wird.

Es sind alle Vorteile des normalen Laufens enthalten: bessere Bandscheibenernährung durch rhythmischen Wechsel zwischen Be- und Entlastung, Bandscheibenmassage durch Vor- und Rückkippung des Beckens und Muskeltraining der Beine und des Rumpfes.

Der Skilanglauf bringt darüber hinaus weitere Vorteile: Durch die harmonische Gleitbewegung fällt die Wirbelsäulenerschütterung beim Aufsetzen des Fußes weg. Rumpf und Kopf sind noch etwas weiter nach vorn ge-

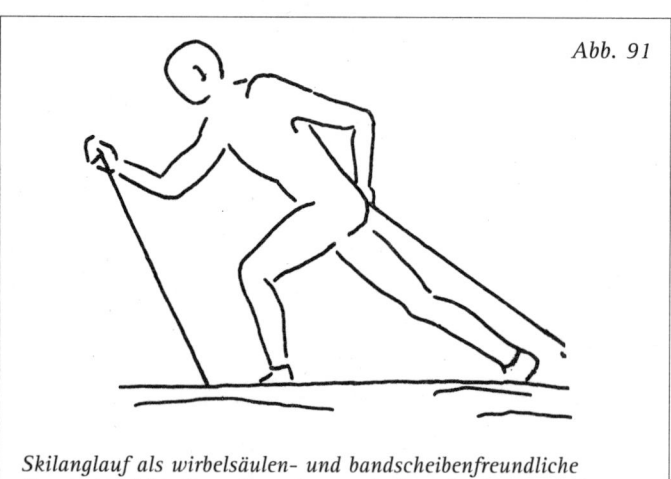

Abb. 91

Skilanglauf als wirbelsäulen- und bandscheibenfreundliche Sportart: leichte Rumpfvorneigung, rhythmische Be- und Entlastung der Bandscheiben, gleichzeitige Betätigung von Armen und Beinen.

neigt, die Hals- und Lendenlordosen werden dadurch weiter abgeflacht.

Der gleichzeitige Einsatz der Arme trainiert auch die Schulter-Nacken-Muskeln. Beim Skilanglauf wird der gesamte Bewegungsapparat gleichmäßig und schonend beansprucht, was allerdings nicht für den von vielen Rennläufern praktizierten Schlittschuhschritt gilt.

Windsurfen

Windsurfen erfreut sich zunehmender Beliebtheit und sollte hier besprochen werden, weil sich viele mit dem Gedanken befreunden, es mit dieser Sportart im Urlaub einmal zu versuchen.

■ Bandscheibengeschädigte sind davor zu warnen!

Man ist bei dieser Sportart in den ersten Stunden vor allem damit beschäftigt, den Mast mit dem schweren nassen Segel und der vollgelaufenen Masttasche aus dem Wasser zu ziehen. Bei auffrischendem Wind ist der Kraftaufwand erheblich, und das in einer Haltung, die sich äußerst ungünstig auf die lumbalen Bandscheiben auswirkt. Hinzu kommt noch die Unterkühlung. Wir haben schon Patienten operiert, die sich beim Masthochholen einen Bandscheibenvorfall zugezogen haben.

Mit den Regeln der Rückenschule, das heißt gerader Rücken, angewinkelte Knie, Arme abstützen, kann man die Bandscheibenbelastung zwar etwas reduzieren, die Bedenken für den Anfänger bleiben aber grundsätzlich

Abb. 92

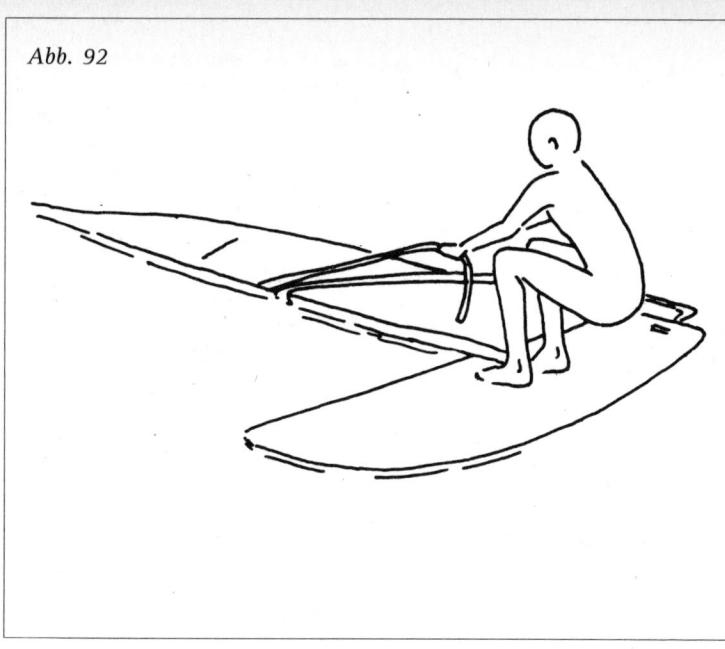

bestehen, weil er auch nach Herausziehen des Segels zunächst eine verkrampfte, vornübergeneigte Haltung einnimmt, die sich erst nach vielen Übungsstunden verliert. Wenn man die Technik beherrscht, bestehen auch für den Rücken keine wesentlichen Probleme mehr. Das Herausholen des Segels erfolgt nur beim Start. Geübte starten vom Steg, Strand oder sogar aus dem Wasser (Wasserstart). Auch gegen die Haltung auf dem Brett ist generell nichts einzuwenden, weil der Rücken im Allgemeinen gerade gehalten wird.

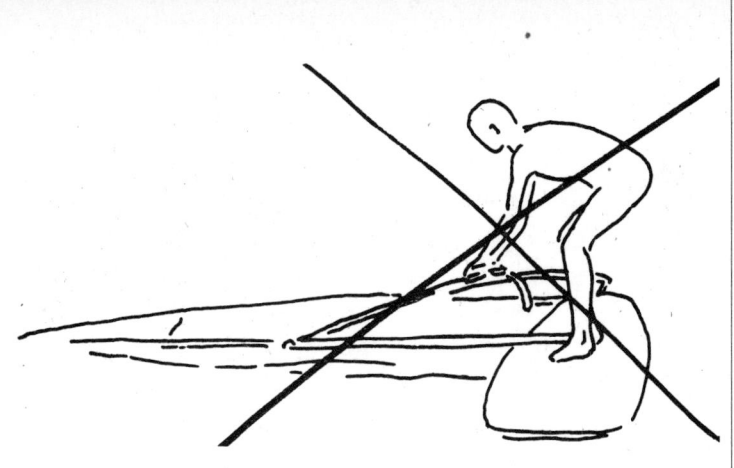

Beim Windsurfen ist das Aufholen von Mast und Segel aus dem Wasser besonders bandscheibenbelastend. Hier ist unbedingt auf den geraden Rücken zu achten.

Schwimmen: Bewegung für den ganzen Bewegungsapparat ohne Belastung

»Gehen Sie viel schwimmen«, lautet meist der Rat der Orthopäden, wenn sie dem wirbelsäulenleidenden Patienten eine Sportart empfehlen. In der Tat bedeutet Schwimmen Bewegung ohne Belastung, das heißt, die Schwerkraft ist durch die Horizontallagerung und den Auftrieb im Wasser reduziert. Bandscheiben und Gelenke können ohne Druckbelastung bewegt werden, was für die Ernährung des Knorpels wichtig ist und vor allem vom Patienten als wohltuend empfunden wird. Viele Leidende können sich nur im Wasser einigermaßen schmerzfrei bewegen.

Weiterhin kräftigt man beim Schwimmen die für die Wirbelsäulenstabilisierung so wichtigen Rumpf- und großen Gelenkmuskeln.

Das Schwimmen in angenehm warmem Wasser ist deswegen für viele Wirbelsäulenerkrankungen und Haltungsfehler vor allem bei Jugendlichen (Wirbelsäulenseitverbiegung, Skoliose, Scheuermann) zu empfehlen.

Kein Brustschwimmen

Bei Patienten mit bandscheibenbedingten Erkrankungen der Hals- und Lendenwirbelsäule sind allerdings Abstriche zu machen. Unter Schwimmen versteht man hierzulande im allgemeinen das Brustschwimmen.

Der Gelegenheitsbrustschwimmer hält den Kopf aus dem Wasser, um Gesicht und Haare nicht naß werden zu lassen. Es kommt dabei zur beschwerdeauslösenden »Kopf-in-Nacken-Haltung« mit verstärkter Halslordose.

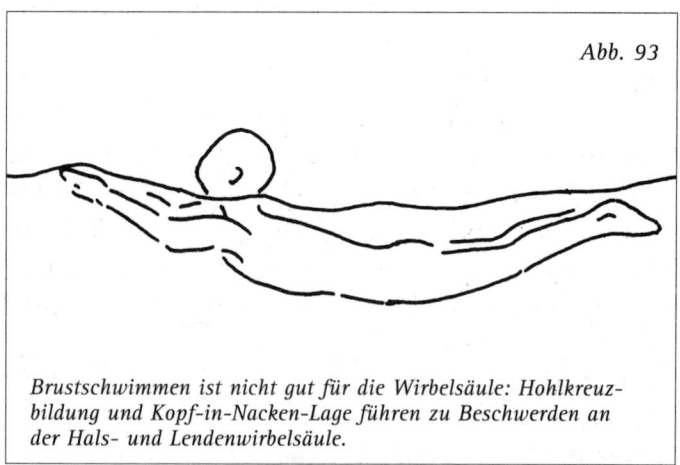

Abb. 93

Brustschwimmen ist nicht gut für die Wirbelsäule: Hohlkreuzbildung und Kopf-in-Nacken-Lage führen zu Beschwerden an der Hals- und Lendenwirbelsäule.

An der Lendenwirbelsäule entsteht eine vermehrte Lordose mit Hohlkreuzbildung. Die Über-Kopf-Bewegung der Arme führt außerdem häufig zu Schulterbeschwerden, weil hier die Gelenkkapsel unter dem Schulterblattdach eingeklemmt wird (so genannte Schwimmerschulter).

Beim Kraulen und Delphinschwimmen sieht es nicht viel besser aus. Deswegen kommt bei Bandscheibenschäden eigentlich nur das Rückenschwimmen in Frage. Hier treten allerdings meist Schwierigkeiten mit der ungewohnten Technik und mit anderen Schwimmern auf.

Wir empfehlen deswegen die Entlastungshaltung beim Rückenschwimmen, die viele Vorteile bietet.

Rückenschwimmen in der Entlastungshaltung

Es wird eine Haltung eingenommen, die der Stufenlage entspricht. Hüft- und Kniegelenke sind gebeugt, der Rücken ist gerade oder leicht nach hinten durchgebogen, der Kopf wird nach vorn gebeugt. Dabei ist die Halslordose aufgehoben. Die Rundrückenbildung unter Entlastung ist nicht schädlich, sondern eher erholsam für die Wirbelsäule.

Der Kopf ragt aus dem Wasser, die Schulter-Nacken-Muskeln sind auch vom Wasser bedeckt. Auftrieb und Vor-(Rück-)wärtsbewegung erfolgen durch die Strampelbewegungen der Beine wie beim Kraulen. Die Beine sollen dabei unter Wasser gehalten werden. Die Arme befinden sich seitlich und vollführen unter Wasser Paddelbewegungen.

Diese Technik ist leicht zu erlernen. Ungeübte und ältere Leute können mit einem Schwimmgürtel oder Schwimmärmeln nachhelfen.

Abgesehen von den positiven Auswirkungen der Entlastungshaltung auf die Hals- und Lendenwirbelsäule, ergeben sich auch Vorteile gegenüber anderen Schwimmarten: Der Kopf wird nicht naß, man kommt nur langsam voran und braucht deswegen nicht viel Platz im Schwimmbecken, die Unterwasserbewegungen sind lautlos.

Positive Auswirkungen ergeben sich auch bei Schulterbeschwerden, weil die Über-Kopf-Bewegungen wegfallen.

Wir empfehlen diese Art des Schwimmens auch bei Problemen mit dem Kniegelenk. Strampelbewegungen unter Wasser über einen Bogen von etwa 30 – 40 Grad kräftigen die Muskulatur und bewegen schonend das Kniegelenk, ohne die Gelenkkapsel und den Meniskus zu reizen, was beim Brustschwimmen mit der Froschbewegung schon eher der Fall ist.

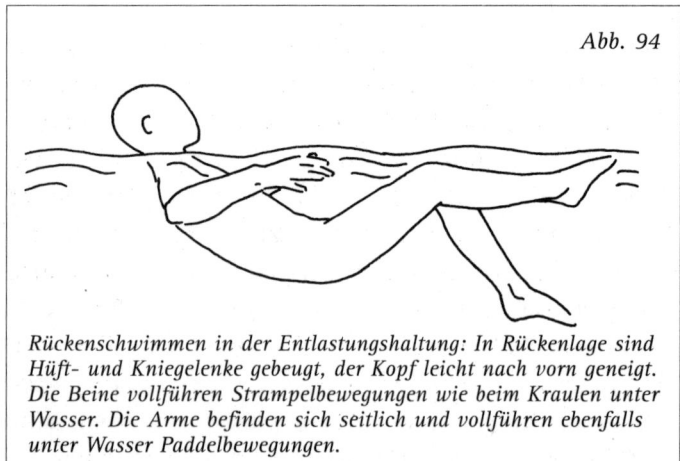

Abb. 94

Rückenschwimmen in der Entlastungshaltung: In Rückenlage sind Hüft- und Kniegelenke gebeugt, der Kopf leicht nach vorn geneigt. Die Beine vollführen Strampelbewegungen wie beim Kraulen unter Wasser. Die Arme befinden sich seitlich und vollführen ebenfalls unter Wasser Paddelbewegungen.

Tanzen – Musikgymnastik

Ob Aerobic, Jazzgymnastik oder Tanzen in der Disco, alle Formen rhythmischer Bewegung zu ansprechender Musik haben gleichermaßen positive Wirkungen auf Kreislauf, Psyche und Bewegungsapparat. Die Wirbelsäule ist in die rhythmischen Bewegungen miteinbezogen. Bandscheiben und Wirbelgelenke profitieren vom Wechsel zwischen Be- und Entlastung sowie von den leichten Vor- und Rükkkippungen des Beckens. Abgesehen von einigen steifen Standardtänzen, wie sie in Tanzschulen verschiedentlich noch gelehrt werden, kann man das Tanzen wie jede Art von Bewegung zu Musik als bandscheibenfreundliche Freizeitbeschäftigung bezeichnen, die entsprechend gewürdigt werden sollte.

Tennis

Tennis zählt zu den bandscheibenbelastenden Sportarten. Schuld daran sind die Drehbewegungen des Rumpfes beim Grundlinienschlag, das Hohlkreuz und die Kopf-in-Nacken-Haltung beim Aufschlag, der Über-Kopf-Schlag am Netz, die halbgebückte Haltung bei der Ballerwartung und das Ballaufheben beim Anfänger. Weil der Patient dies alles weiß und schon schmerzhaft erfahren hat, stellt er beim abschließenden Beratungssgespräch mit dem Arzt nach einer bandscheibenbedingten Erkrankung schuldbewusst die Frage: »Mit dem Tennisspielen wird es wohl nichts mehr?« Die Antwort lautet nicht grundsätzlich nein, sondern fällt ähnlich wie beim Golfspiel differenziert aus.

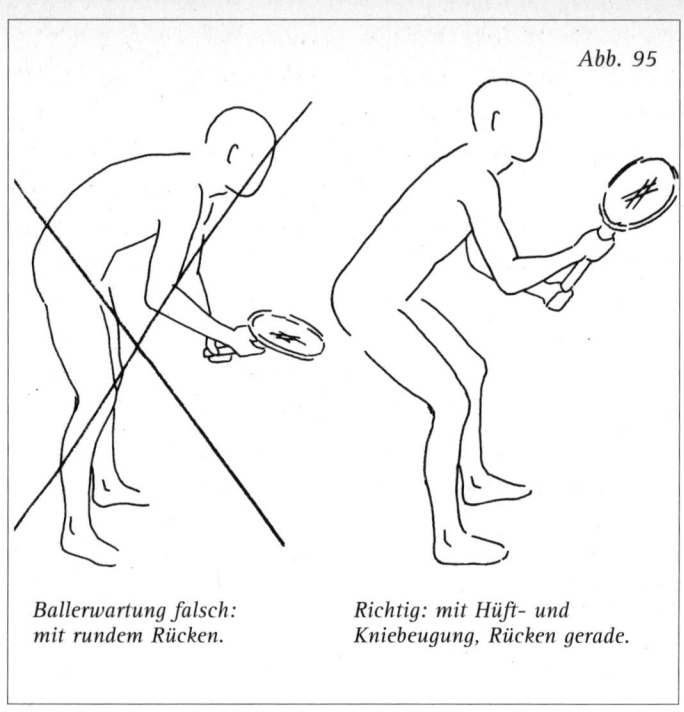

Abb. 95

Ballerwartung falsch:
mit rundem Rücken.

Richtig: mit Hüft- und
Kniebeugung, Rücken gerade.

▨ Wer noch nie Tennis gespielt hat und immer wieder unter Kreuz- und Ischiasbeschwerden leidet, sollte sich lieber eine andere Sportart aussuchen. Dies gilt auch für Anfänger, die sich beim Tennis schwertun. Wer Spaß am Tennis hat und diese Sportart schon jahrelang betreibt, kann sie ruhig weiter ausüben, allerdings mit gewissen Einschränkungen. Bei bestehenden Kreuz-, Ischias- und Schulter-Nacken-Beschwerden sollte man vorübergehend eine Zeitlang aussetzen.

Nach Abklingen der Beschwerden ist zunächst nur das Schlagen langer Bälle zu empfehlen. Dreh- und Biegebewegungen der Wirbelsäule sowie Aufschläge und Über-Kopf-Bälle sind zu vermeiden. Dabei sollte man sich warm kleiden und eher schwitzen.

Beim Hohlkreuzschmerz (Facettensyndrom) sind Aufschlag und Über-Kopf-Schläge nicht angebracht, das heißt kein Spielen um Punkte. Das Ballaufheben sollte ohne Bücken mit dem Schläger erfolgen, und bei der Ballerwartung ist die Rückenschule zu beachten: Rücken gerade, Hüft- und Kniegelenke gebeugt.

Es versteht sich von selbst, dass der tennisspielende Bandscheibenpatient täglich seine stabilisierenden Wirbelsäulenübungen macht und mindestens einer bandscheibenfreundlichen Parallelsportart nachgeht.

Tischtennis

Leute mit Wirbelsäulenproblemen dürfen ruhig Tischtennis spielen. Bei starken Schmerzzuständen werden sie es schon von selber lassen und im beschwerdefreien Intervall erfüllt diese fast überall zu praktizierende Sportart die Rückenschulregel Nummer eins: Du sollst dich bewegen – ohne deiner Wirbelsäule zu schaden. Für die Grundhaltung z. B. beim Aufschlag und bei der Ballerwartung gilt das Gleiche wie beim Volleyball und Tennis: Rücken gerade, Hüften und Knie gebeugt. Vor allem große Menschen müssen bei der für sie relativ niedrigen Tischplatte darauf achten. Beim Tischtennis bringt weniger das Spiel selbst als vielmehr das häufige Ballaufheben oft aus äußersten Ecken des Raumes ungünstige Belastungsmomente für die Wirbelsäule.

Häufiges Bücken lässt sich vermeiden, wenn man sich mehrere Bälle in die Tasche steckt.

Turnen

Turnen dient hierzulande seit mehreren Generationen als besonders geeignet für die so genannte Körperertüchtigung. Wegen der vielseitigen Beanspruchung des Bewegungsapparates bei den unterschiedlichen Übungen auf dem Boden und an den Geräten ist das Turnen für die Stabilisierung der Wirbelsäule auch durchaus zu empfehlen. Eine Muskelkräftigungsgymnastik gehört immer mit zum Training. Ungeübte und koordinativ weniger Begabte sollten sich beim Geräteturnen wegen der Verletzungsgefahr vorsehen.

Bedenken erheben wir von orthopädischer Seite gegen das Turnen als Hochleistungssport bei Kindern. Übungen, die mit wiederholter Rückneigung des Rumpfes (Hohlkreuzbildung) verbunden sind, rufen zwar zunächst keine Beschwerden hervor, können aber zum Knochenumbau im Wirbelbogen mit späterem Wirbelgleiten führen.

■   Regelmäßige orthopädische Untersuchungen sind unbedingt erforderlich.

Bewegung im schmerzfreien Raum (BISFR)

Sport und Gymnastik sowie alle anderen Arten von Bewegung in Haushalt, Garten und Beruf haben nicht nur einen positiven Einfluss auf die Bandscheiben, sondern auch auf Schmerzen. Das BISFR-Konzept geht von der Beobachtung aus, dass Bewegung Schmerzen abbaut. Voraussetzung sind allerdings Bewegungen, die den Schmerz nicht verstärken, das heißt, die Bewegungen müssen in den Körperabschnitten stattfinden, die vom Schmerzgeschehen nicht direkt betroffen sind. Da bei starken Schulter-/Nacken- und Rückenschmerzen nur relativ wenige Bewegungen schmerzfrei sind, stellen die Betroffenen meist jegliche körperliche Aktivität, insbesondere Sport und Gymnastik ein.

So lautet dann auch bei unseren Bandscheibenpatienten auf die Frage nach dem Lieblingssport die Antwort:

»Wegen der Schmerzen habe ich jegliche Sportart, insbesondere meinen Lieblingssport, aufgeben müssen, weil dabei vermehrt Schmerzen aufgetreten sind.«

Auf der anderen Seite geben unsere Patienten immer wieder an, dass sie insgesamt weniger Schmerzen haben, wenn sie sich mehr bewegen. Diese Patienten haben aus Erfahrung herausgefunden, welche Bewegungen ihnen gut tun und auch nach der Betätigung keinen weiteren Schmerz hinterlassen.

Bewegungen, sofern sie nicht selbst als Schmerzauslöser wirken, haben an verschiedenen Stellen einen Einfluss auf das Schmerzgeschehen: Über die Durchblutungssteigerung, die mit jeder Bewegung verbunden ist, werden schmerzverursachende Stoffe im Gewebe (so genannte Entzündungsmediatoren) abgebaut. Muskelbetätigung bedeutet Abtransport von Stoffwechselschlacken. Wirbelsäulen- bzw. gelenkfreundliche Bewegungsmuster belegen im zentralen Nervensystem die Bahnen, die für Schmerzweiterleitung und Schmerzwahrnehmung verantwortlich sind. Ähnlich wie bei der medikamentösen Schmerztherapie werden Schmerzweiterleitung und Schmerzwahrnehmung gedämmt bzw. ganz unterbrochen.

Bewegungen – allerdings von einer bestimmten Intensität an – bewirken die Ausschüttung von körpereigenen schmerzhemmenden Substanzen, so genannten Endorphinen. Die Aktivierung dieser Endorphine führt zur Toleranzentwicklung gegenüber Schmerzen bis hin zur völligen Schmerzlosigkeit. Man kennt dieses Phänomen aus dem Wettkampf. Diese Endorphine gelangen wie ein Hormon von der Produktionsstätte zum Erfolgsorgan und hemmen die Freisetzung schmerzimpulsvermittelnder Substanzen so genannter Neurotransmitter.

Die wesentliche Bedeutung hat die Bewegung im schmerzfreien Raum jedoch im psychischen Bereich, sowohl im Sinne der Schmerzbewältigung, als auch der Schmerzbehandlung. Ablenkung und das Gefühl mit dem Abbau der Medikamente etwas für die Gesundheit getan zu haben, stehen im Vordergrund. Das Selbstwertgefühl steigt.

Die Motivation für unsere Patienten zum BISFR-Programm lautet kurzgefasst:

- Schmerzstoffe wegspülen
- Schmerzbahnen belegen
- Endorphine ausschütten
- psychischer Aufbau, Ablenkung
- »beweg den Schmerz«

Welche Bewegungen sind geeignet?

Die Bewegungen im schmerzfreien Raum unterscheiden sich von der krankheitsbezogenen Physiotherapie (Krankengymnastik) dadurch, dass

- primär nicht Gelenke mobilisiert oder Muskeln gekräftigt werden sollen;
- die Bewegung in der Regel entfernt vom Schmerzort stattfindet;
- es sich um dynamische, isotonische Bewegungen handelt;
- das Bewegungsprogramm in Eigeninitiative, das heißt ohne Verschreibung, Anleitung und Institutsanbindung stattfindet.

Beim BISFR-Programm ist die Bewegung schlechthin gefragt. Es kommen nur dynamische Bewegungen in Frage, die lokal und generell Kreislauf und Stoffwechsel merkbar anregen, Steigerungen der Atem- und Pulsfrequenz sowie Transpiration sind objektivierbare Anzeichen der Kreislauf- und Stoffwechselanregung. Prinzipiell wirbelsäulen- und gelenkfreundlich sind alle Bewegungsmuster, die unter teilweiser oder vollständiger Entlastung des bewegten Skelettabschnitts ablaufen und das Gelenk gleichmäßig im idealen Bewegungsspielraum bewegen, das heißt ohne vermehrte Kapselanspannung. Drehbewegungen und asymmetrische Krafteinleitung.

Im Mittelpunkt des BISFR-Programms stehen deswegen dynamische, so genannte Geradeaussportarten wie Schwimmen, Laufen und Rad fahren. Diese Sportarten sind in den vorhergehenden Kapiteln beschrieben. Hinzu kommen noch andere Bewegungsmöglichkeiten wie Gehen (Wandern) und alle Formen von Gymnastik, Aquajogging, Aerobic, Fitnesstraining usw.

Unter Armjoggen versteht man dynamische Bewegungen mit den Armen, etwa mit einem Gummiband oder mit dem Baligerät. Wenn starke Schmerzzustände im Bereich der Lendenwirbelsäule oder der Hüft- und Kniegelenke bestehen, bleiben nur noch die oberen Extremitäten für ein Bewegungsprogramm übrig.

Auch dynamische, das heißt mit Bewegung verbundene Garten-, Haus- und Berufsarbeit erfüllt die Kriterien des BISFR-Konzepts. Hierzu zählen alle Aktivitäten wie Fegen, Saugen und Harken. Wichtig für alle diese Tätigkeiten ist der Haltungswechsel zwischen Sitzen, Stehen und Gehen. Wenn man bei chronischen Rückenschmerzen die Regeln der Rückenschule berücksichtigt, sollten bei derartigen Bewegungen nicht Schmerzen hervorgerufen, sondern eher reduziert werden.

Bewegungspunkte

Um unseren Patienten einen Anreiz zu geben, sich im Tagesablauf öfter und intensiver zu bewegen, haben wir die einzelnen Aktivitäten je nach Intensität mit Punkten belegt. Die Intensität der üblichen wirbelsäulen- und gelenkfreundlichen Sportarten sowie körperlichen Aktivitäten im Garten und Haus wurden durch Pulskontrolle ermittelt, in Anlehnung an den Kalorienverbrauch pro zehn Minuten. Die höchsten Werte erzielte das Laufen (Joggen), gefolgt von Aerobic, Rad fahren und Schwimmen. Es handelt sich dabei um Durchschnittswerte. Es kommt darauf an, wie intensiv man jeweils Aerobic, Fitnesstraining, Tanzen, Armjogging usw. betreibt.

Tabelle 7
Sport und Bewegungsarten und ihre Bewegungs-
intensität pro Zeiteinheit bei durchschnittlicher
Belastung: 10 = hohe Belastung, 0 = keine Belastung

BISFR I. Stufe	Bewegungspunkte
Laufen (Joggen)	10
Gehen, Wandern	3
Schwimmen	5
Rad fahren	6
Aquajogging	5
Aerobic	6
Gymnastik	3
Fitnesstraining	3
Armjoggen	4

BISFR I. Stufe	Bewegungspunkte
Tanzen	4
Dynamische Gartenarbeit	3
Dynamische Hausarbeit	3
Dynamische Berufsarbeit	3

BISFR II. Stufe	Bewegungspunkte
Fußball	10
Handball	10
Basketball	10
Volleyball	5
Golf	5
Tischtennis	5
Tennis	6
Badminton	8
Squash	8
Skialpin	4
Skilanglauf	10
Bergwandern	4
Inlineskating	3
Snowboard	4
Wasserball	10

Je nach Befund und Befindlichkeit können im Laufe des Tages unterschiedliche Bewegungsarten ausgeführt werden. Bei stärkeren Rückenschmerzen und in der Rehabilitationsphase nach Operation oder Akutbehandlung kommen nur Bewegungsprogramme der Stufe I in Frage. Im weiteren Verlauf kann man Teile aus dem Programm der Stufe II hinzufügen, die mit dem Arzt besprochen werden müssen. Bei den Ballsportarten kann als erstes das Training mit dem Ball ohne Gegner wieder aufgenommen werden. Tennis beginnt mit langen Bällen, Golf mit kurzem Spiel.

Die Bewegungspunkte werden in einem Bewegungstagebuch eingetragen und zwar die ausgeübte Sport- bzw. Bewegungsart in Minutenangabe und parallel dazu die Intensität der Rückenschmerzen von 0 (kein Schmerz) bis 10 (starke Schmerzen) in einer visuellen Analogskala. Die täglichen Bewegungspunkte kann man sich über intensive Bewegungsarten (Laufen, Rad fahren, Schwimmen, Ballspiele) in relativ kurzer Zeit, aber auch allmählich über Spazieren gehen, dynamische Haus- und Gartenarbeit sowie während der beruflichen Tätigkeit einholen.

Wenn die Voraussetzungen erfüllt sind: Bei vermehrten Schmerzen und deutlicher körperlicher Beanspruchung gibt es für BISFR keine zeitliche Begrenzung. Das heißt: viel Bewegung hilft viel.

Unsere Untersuchungsergebnisse bei Patienten mit und ohne BISFR-Programm haben gezeigt, dass die BISFR-Patienten

■ weniger Schmerzen haben,
■ weniger Schmerzmittel verbrauchen,
■ seltener krankgeschrieben werden mussten

als die Kontrollgruppe gleicher Behandlung.Letztlich wurde wieder einmal die Rückenschulregel Nr. 1 bestätigt: *Du sollst Dich bewegen.*

Die richtige Ernährung

Es gibt keine Nährstoffe oder Vitamine, die speziell auf den Stoffwechsel im Zwischenabschnitt einwirken. Allgemeine Mangel- und Überernährung haben keinen nennenswerten Einfluss auf die Zusammensetzung des Bandscheibengewebes. Lediglich starker Fettansatz, vor allem in Form eines Hängebauches, führt zu vermehrter mechanischer Belastung der Lendenwirbelsäule, insbesondere durch die Hohlkreuzentwicklung.

Gewichtsreduktion und gezieltes Bauchmuskeltraining wirken dem entgegen.

Auch speziell nur auf die Bandscheibe einwirkende Medikamente sind bisher noch nicht bekannt. Bandscheibengewebe nimmt ebenso wie das übrige weniger oder überhaupt nicht durchblutete Bindegewebe (das so genannte bradytrophe Gewebe) an allen Allgemeinerkrankungen des Organismus teil. Entzündungen, rheumatische Erkrankungen, Klimaveränderungen und Wetterwechsel wirken auf den Quellungszustand der Bandscheiben ein.

Wenn bereits eine Bandscheibenvorwölbung vorliegt, so kann ihr Ausmaß durch derartige Faktoren noch beeinflusst werden.

Wichtig ist deswegen eine regelmäßige Entschlackung und Entwässerung. Eine schlackenreiche, das heißt ballaststoffreiche Kost in Form von mehreren kleinen Mahlzeiten ist wichtig für eine regelmäßige Verdauung.

Ballaststoffe sind Bestandteile pflanzlicher Nahrung, die durch die Verdauungssäfte im Magen und Darm nicht abgebaut werden können. Sie binden Wasser und führen hiermit zu einer Volumenzunahme des Darminhaltes.

Diese Vermehrung des Darminhaltes regt die Darmtätigkeit an. Der »Stuhlgang« wird zwar häufiger, aber deutlich erleichtert.

Ganz allgemein ist auf eine abwechslungsreiche Ernährung zu achten, die viel Obst und frisches Gemüse enthält.

Die perinatale Rückenschule – Rückenschule für Schwangere

46 % aller Schwangeren haben Kreuzschmerzen. Besonders trifft es diejenigen, deren Mütter auch schon während der Schwangerschaft Kreuzschmerzen aufgrund der so genannten ererbten Anlage hatten. Auch wenn schon vor der Schwangerschaft Kreuzschmerzen nach längerem Stehen oder Sitzen aufgetreten waren, besteht ein erhöhtes Risiko. Die Kreuzschmerzen während der Schwangerschaft gehen nicht von den inneren Beckenorganen, sondern von einer Beckenring- und Bandscheibenlockerung aufgrund der hormonellen Veränderungen aus. In der zweiten Hälfte der Schwangerschaft kommen durch die Vorderlastigkeit des Rumpfes noch statische Veränderungen mit Hohlkreuzbildung und Beckenkippung hinzu. Zum Trost, es kommt nur extrem selten während der Schwangerschaft zu einem Bandscheibenvorfall.

Die Kreuzschmerzen bestehen nach der Geburt weiter und haben dann ihre Ursache in der erschlafften Rückenmuskulatur mit Beckenvorkippung und vor allem in der vermehrten körperlichen Beanspruchung durch die Betreuung des Babys.

Unser Rückenschulkurs für Schwangere besteht aus vier Einheiten. Am Anfang steht die Information mit genauer Erklärung der Kreuzschmerzursachen während der Schwangerschaft in der Früh- und Spätphase. Im Mittel-

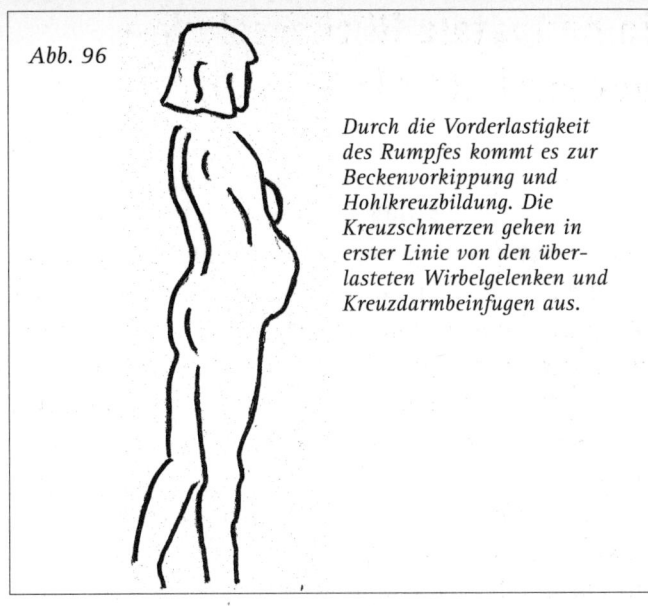

Abb. 96

Durch die Vorderlastigkeit des Rumpfes kommt es zur Beckenvorkippung und Hohlkreuzbildung. Die Kreuzschmerzen gehen in erster Linie von den überlasteten Wirbelgelenken und Kreuzdarmbeinfugen aus.

punkt des Unterrichts stehen, wie in der normalen Rückenschule auch, die zehn Regeln, jedoch mit anderer Betonung.

Die Regel Nr. 1: *Du sollst Dich bewegen,* gilt insbesondere für Schwangere.

Der regelmäßige Wechsel zwischen Sitzen, Stehen, Gehen und Liegen entlastet Bänder, Muskeln und Gelenke und stellt außerdem eine Thromboseprophylaxe dar.

Während der Spätschwangerschaft sind insbesondere die Antihohlkreuzregeln zu beachten:

7. *Stehe nicht mit geraden Beinen und stütze den Oberkörper ab.*

Durchgedrückte Beine, längeres Stehen und vor allem hohe Absätze fördern die Hohlkreuzbildung und somit die

Kreuzschmerzen. Beim Liegen ist am besten die Seitlage mit angezogenen Beinen in der sogenannten Embryonalhaltung (siehe Abb. 60, Seite 169). Aus der Entlastungshaltung in Rücken- oder Seitlage finden dann auch die Übungen zur Kräftigung der Rumpfmuskeln und zur Verbesserung der Beindurchblutung statt.

In den letzten beiden Unterrichtsstunden werden dann neben den Übungen zur Muskelkräftigung und zur besseren Durchblutung auch Anleitungen für die Zeit nach der Geburt gegeben: hier gelten die Regeln

2: *Halte den Rücken gerade,*

3: *Gehe beim Bücken in die Hocke,*

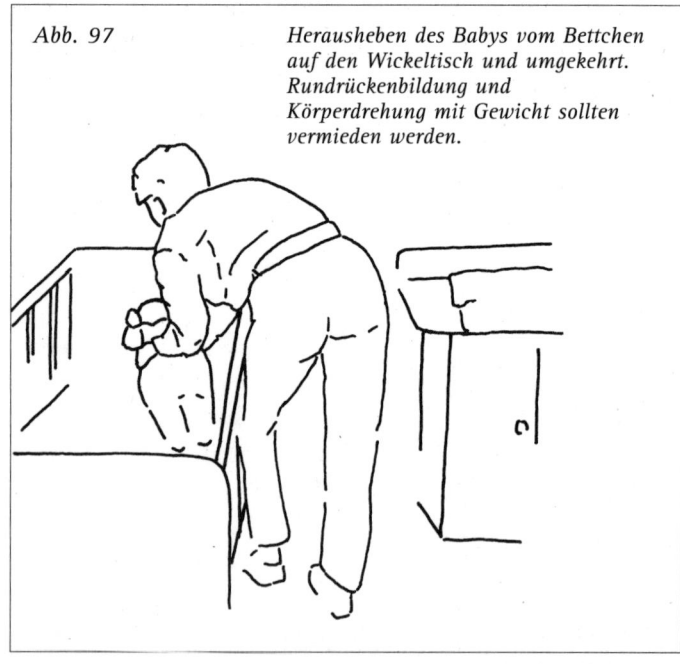

Abb. 97   *Herausheben des Babys vom Bettchen auf den Wickeltisch und umgekehrt. Rundrückenbildung und Körperdrehung mit Gewicht sollten vermieden werden.*

4: *Hebe keine schweren Gegenstände,*
5: *Teile Lasten und halte sie dicht am Körper und*
10: *Trainiere täglich Deine Wirbelsäulenmuskeln.*

Die typische beschwerdeauslösende Rundrückenhaltung mit Körperdrehung beim Herausheben des Babys vom Bettchen auf den Wickeltisch und umgekehrt stellt nach der Geburt eine häufige Ursache für Kreuzschmerzen dar. Sie können durch die richtige Haltungs- und Verhaltensweise mit den Regeln der Rückenschule vermieden werden. Im weiteren Verlauf kommen Bewegungseinheiten aus dem BISFR-Programm, vornehmlich Standrad fahren, Gymnastik und Spazieren gehen hinzu, sodass die ursprüngliche Fitness bald wieder hergestellt ist. So kann man beruhigt einer weiteren Schwangerschaft ohne Kreuzschmerzen entgegenblicken.

Rückenschule und Rehabilitation – Kur

Rehabilitation oder Kur?

Nach durchstandener Krankheit, z. B. einer stationär oder ambulant behandelten Ischialgie, ist der Patient trotz weitgehender Beschwerdefreiheit noch nicht soweit wiederhergestellt, dass er den physischen und psychischen Belastungen seines Berufslebens gewachsen ist.

Die Übergangsphase zwischen abklingender Krankheit und Gesundheit mit voller Leistungsfähigkeit nennt man Rehabilitationszeit. Diese kann je nach Krankheit und Anforderungen, die an den Patienten im Berufsleben gestellt werden, zwischen sechs Wochen und drei Monaten betragen.

Es ist sinnvoll, Erholung und Wiederaufbau der körperlichen Kräfte in einer entsprechenden Rehabilitationseinrichtung zu verbringen.

Wenn der Patient, ähnlich einem Leistungssportler, in einem ganztägigen Trainingsprogramm unter fachlicher Anleitung, die durch Krankheit verlorene Kraft und Beweglichkeit systematisch wieder aufgebaut hat, ist er am Ende der Rehabilitationszeit leistungsfähiger als der Patient, der sich zu Hause »erholt« und meist nur herumgesessen hat.

Dreimal Fangopackung und Massage pro Woche ändern an diesem Ergebnis wenig. Der Eigeninitiative sind

Grenzen gesetzt, weil man ohne fachliche Anleitung viele Fehler machen kann.

| abklingende | | | | volle |
| Krankheit | – | Reha | – | Gesundheit |

Der Patient sollte möglichst direkt nach der Akutbehandlung sein Rehabilitationsprogramm durchführen, wobei die Übergänge fließend sind.

▪ Durch früh einsetzende Rehamaßnahmen lässt sich die (teure) Behandlungszeit in der Akutklinik abkürzen.

Da sich Aufgaben und Inhalte gegenüber der früher üblichen »Kur« grundsätzlich geändert haben, verwendet man heute Begriffe wie Anschlussheilbehandlung (AHB) und medizinische Maßnahmen zur Rehabilitation. Bei einer so genannten Badekur standen früher für Erkrankungen der Bewegungsorgane fast nur passive Behandlungsformen wie Wannenbäder, Schlammpackungen und Massagen im Vordergrund. Heute weiß man, dass durch Bewegungstherapie – nicht nur bei orthopädischen Erkrankungen – wesentlich bessere und nachhaltigere Erfolge zu erzielen sind.

Rehabilitation bei Erkrankungen der Wirbelsäule

Im Mittelpunkt der Rehabilitationsmaßnahmen bei degenerativen Wirbelsäulenerkrankungen stehen Übungen zum systematischen Aufbau der Muskeln, die für die Stabilisierung des Rumpfes verantwortlich sind. Grundlage sind die Übungen aus der Entlastungshaltung (siehe entsprechendes Kapitel), die bei weitgehender Beschwerdefreiheit auch mit Gewichtsauflage durchgeführt werden können. Hinzu kommen Übungen zum Erreichen einer besseren Hüftbeweglichkeit mit passiver Bänder- und Muskeldehnung.

Die Übungen auf dem Würfel werden je nach Alter und sportlichen Ambitionen des Patienten durch ein rückenfreundliches Krafttraining ergänzt.

Tabelle 8
Rehabilitation bei Wirbelsäulenerkrankungen

Bewegungstherapie – Relaxation
Rückenschule
Ernährungsumstellung

Schwimmen in der entlastenden Rückenlage gehört zum täglichen Übungsprogramm einer Wirbelsäulenrehabilitation. Sofern die Patienten das Schwimmen in der Entlastungshaltung noch nicht beherrschen, können sie es während eines mehrwöchigen Kurses durch Schwimmlehrer im Rahmen der Rehabilitationsmaßnahme erlernen.

Auch die übrigen rückenfreundlichen Sportarten wie Laufen und Rad fahren sind Bestandteil des Rehabilitationsprogrammes. Je nach Möglichkeiten lassen sich diese Sportarten auch in geschlossenen Räumen mit entsprechenden Geräten durchführen. Es gibt Laufbänder und Standfahrräder in unterschiedlichen Ausführungen.

Tabelle 9
Reha-Bewegungstherapie

Übungen aus der Entlastungshaltung
Relaxation in der Entlastungshaltung
Rückenfreundliches Krafttraining
Relaxation in der Entlastungshaltung
Schwimmen
Relaxation in der Entlastungshaltung
Laufen oder Rad fahren
Relaxation in der Entlastungshaltung

▓ Bei aller Aktivität und Bewegung darf man die Relaxation, den Erholungsbedarf der Bewegungsorgane, nicht vergessen.

Gerade nach längerer Krankheit bzw. Inaktivität kommt es schnell zur Ermüdung. Die Bandscheibenernährung erfolgt durch den Wechsel zwischen Be- und Entlastung, gleiches gilt für den Gelenkknorpel. Die Erholung für den gesamten Bewegungsapparat, insbesondere für die Wirbelsäule, erfolgt am besten durch Relaxation in der Entlastungshaltung mit Horizontal- oder Schräglagerung bei gebeugten Gelenken und entspannten Muskeln.

Die Unterlage sollte im Rumpfabschnitt erwärmt sein. Hier bieten sich elektrisch beheizte Unterlagen, Wärmepackungen oder am besten warmer Sand an, weil dieser sich am besten den Rückenformen anpasst.

Durchblutungsfördernde und muskelauflockernde Anwendungen mit Massage und Elektrotherapie sind zwischen den Bewegungsübungen angepasst.

Gesundheitsbildung – Rückenschule

Die erforderliche Mitarbeit des Patienten wird durch Gesundheitsbildung gefördert. Bei der Rehabilitation von Wirbelsäulenerkrankungen handelt es sich um das Aus- und Weiterbildungsprogramm der Rückenschule. Neben den krankengymnastischen Übungen erhalten die Patienten während der Rehabilitationszeit das theoretische und praktische Rüstzeug zur Vermeidung von Rückenbeschwerden. Systematisch wird täglich richtiges Heben, Tragen, Liegen, Stehen, Sitzen usw. geschult.

Während der mehrwöchigen Rehabilitationszeit besteht auch eine ausgezeichnete Gelegenheit zur Ernährungsumstellung, sofern die Betroffenen sich bis dahin unvernünftig, d. h. zu kalorien- und fettreich ernährt haben. Unter fachlicher Anleitung wird die Ernährung bei Erkrankungen des Bewegungsapparates so weit umgestellt, dass sie

- entwässernd
- entschlackend
- gewichtsreduzierend

wirkt, dabei aber noch schmackhaft bleibt (siehe Kapitel »Die richtige Ernährung«).

Rehabilitation stationär

Um die genannten Reha-Maßnahmen in einem bestimmten Zeitraum absolvieren zu können, gehen die Patienten meistens in eine Reha-Klinik an einem Ort, der so genannte ortsgebundene Heilmittel bietet. Dies sind in erster Linie klimatische Besonderheiten, wie milde Lufttemperaturen, Sonne sowie warmes Quell- oder Meerwasser in einer landschaftlich ansprechenden Umgebung. Die Vorteile, die ein solcher Rehabilitationsort bietet, bestehen neben dem Milieu- und Klimawechsel darin, dass der Patient, herausgelöst aus beruflichen und gesellschaftlichen Verpflichtungen, sich unter fachlicher Anleitung ganz auf sein Rehabilitationsprogramm konzentrieren kann. Die Übungseinheiten sehen dann so aus, dass Sport und Gymnastik möglichst im Freien stattfinden. Das Schwimmen erfolgt im Thermalquellwasser oder im durch Sonnenkollektoren beheizten Meerwasser, möglichst in einer abwechslungsreichen Schwimmstrecke (Wasserjogging). Die Relaxationsphasen verbringen die Patienten im warmen Sand, der durch Sonnenkollektoren erwärmt ist.

Das Bewegungs-Relaxationsprogramm ist je nach Alter, Krankheit und Trainingszustand des Patienten individuell zu gestalten. Arzt und Physiotherapeut sollten am Anfang der Rehabilitationsmaßnahme die Übungs- und Relaxationszeiten zusammenstellen und während der Rehabilitationsmaßnahme kontrollieren und gegebenenfalls umstellen. Da sich viele Patienten in gleicher Situation befinden und Wirbelsäulenschäden an bestimmte Altersgruppen gebunden sind, empfiehlt es sich, die Patienten in kleinen Gruppen üben zu lassen.

Am Ende einer medizinischen Rehabilitation für die Wirbelsäule, die man auch als Rückenschullehrgang bezeichnet, beherrscht der Patient ein für ihn geeignetes, abwechslungsreiches Übungsprogramm, das er in abgeänderter Form auch an seinem Heimatort absolvieren kann.

Das Ziel einer medizinischen Rehabilitation bei chronisch rezidivierenden Rückenbeschwerden besteht darin, dass der Patient

1. über sein Rückenleiden umfassend informiert wird und die Möglichkeiten der Vorbeugung erkennt;
2. ein für ihn geeignetes Übungs- und Sportprogramm erlernt, das er täglich allein durchführen kann.

Dieses Übungsprogramm sieht auf Dauer für ihn so aus, dass er täglich für etwa 20 Minuten eine bandscheibenfreundliche Sportart ausübt: Schwimmen oder Laufen oder Rad fahren. Relaxationsphasen in der entlastenden Sitzhaltung sind in den gesamten Tagesablauf einzubauen und vor allem während der Freizeit (Fernsehen, Lesen) zu berücksichtigen.

Sollte es trotzdem wieder zu einem Bandscheibenvorfall mit Einklemmung des Ischiasnervs kommen, fängt das Programm wieder von vorne an.

Rehabilitation ambulant

Grundsätzlich lässt sich ein solches Rehabilitationsprogramm auch ambulant in einer so genannten Tagesklinik durchführen. Das heißt, der Patient absolviert tagsüber alle genannten Rehabilitationsmaßnahmen, geht aber abends wieder nach Hause, um es am nächsten Morgen fortzusetzen. Dies hat den Vorteil, dass erhebliche Kosten für die Unterbringung eingespart werden und der Patient in seiner gewohnten Umgebung bleiben darf. Auch nach schweren Erkrankungen wie z. B. nach einem Herzinfarkt oder einer Bandscheibenoperation ist die Nähe des erst-behandelnden Arztes bzw. der Akutklinik angebracht. Nach derartigen Erkrankungen kann es jederzeit zu einem Rezidiv (Rückschlag) kommen, der vom erstbehandeln-den Arzt besser eingeschätzt werden kann als vom Arzt in einer fernab gelegenen Rehabilitationsklinik.

Die ambulante Rehabilitation sollte sich also möglichst in unmittelbarer Nähe der Akutklinik befinden.

Zur Einrichtung einer solchen Reha-Tagesklinik ge-hört das notwendige Spektrum der physikalischen Thera-pie, insbesondere Räumlichkeiten für die Bewegungsbe-handlung in Gruppen. Ein Bewegungsbad mit einer Wassertemperatur von mindestens 30 Grad sollte zur Ver-fügung stehen. Weiterhin sind Schulungsräume für die Gesundheitsbildung erforderlich, bei den Patienten mit Wirbelsäulenbeschwerden eine Rückenschule. Auch die Ernährungsumstellung kann durch entsprechende Er-nährungsberatung und teilweise Einnahme der Tages-mahlzeiten in der Reha-Tagesklinik praktiziert werden.

In der Tagesklinik besteht zudem die Möglichkeit, das ambulante Rehaprogramm auch nach Wiederaufnahme der beruflichen Tätigkeit weiterzuführen und an Auffri-schungskursen am Wochenende teilzunehmen.

Ergebnisse:
Die Rückenschule ist wirksam

Kriterien für die Wirksamkeit therapeutischer oder pro-
phylaktischer Maßnahmen bei Rückenbeschwerden sind
ausfallende Arbeitstage, Konsum von Schmerzmedika-
menten und Häufigkeit von Arztbesuchen bzw. Klinik-
aufenthalten.

In einer schwedischen Studie wurden Patienten mit
Rückenbeschwerden in einer nicht ausgelesenen Gruppe
einem Rückenschulkurs zugewiesen, eine gleich große
vergleichbare Kontrollgruppe erhielt eine Behandlung
mit Kurzwellen – ohne Rückenschule. Nachdem beide
Maßnahmen absolviert waren und ein entsprechender
Zeitraum verstrichen war, wurde eine Kontrolluntersu-
chung durchgeführt.

Die Anzahl der im nachfolgenden Zeitraum ausgefallenen Arbeitstage war bei Rückenschulteilnehmern
deutlich geringer als bei den Patienten, die nur eine Kurz-
wellenbehandlung erhielten. Eine Studie aus der Schweiz
belegt eindeutig, dass Patienten mit Rückenbeschwerden
auch längere Zeit nach dem Rückenschulkurs weniger
Schmerzmittel verbrauchten und weniger Arztbesuche
benötigten als Patienten ohne Rückenschule.

In der von Nentwig (»Weiterführende Literatur«, S. 274)
durchgeführten deutschen Studie wurde geprüft, ob
Rückenschulabsolventen auch noch 1 Jahr nach Ab-
schluss des Kurses die in der Rückenschule erlernten Hal-

tungen und Bewegungsabläufe beherrschen und beherzigen.

Ehemalige Rückenschulteilnehmer schnitten bei dem Kontrolltest wesentlich besser ab als die Kontrollgruppe von Rückenschmerzpatienten, die keine Rückenschule absolviert hatten.

Erfreuliche Ergebnisse zeigen sich auch bei den Nachuntersuchungen der Schulkinder. Die von uns unterrichteten und in die Regeln der Rückenschule eingewiesenen Kinder zeigten auch lange Zeit später noch beim unbeobachteten Heben, Tragen und Sitzen ein deutlich verändertes Verhalten, anders als Kinder einer Kontrollgruppe, die nie mit der Rückenschule in Berührung gekommen waren.

Medizinische Fachausdrücke

Achillessehnenreflex (ASR)
Beim Schlagen mit dem Reflexhammer auf die Achilles-
sehne spannt sich reflektorisch die Wadenmuskulatur
an und der Vorfuß senkt sich. Bei einem Bandscheibenvorfall mit Ischias kann der ASR abgeschwächt sein
oder fehlen.

Adipositas
Fettleibigkeit, verstärkt bereits bestehende Bandscheibenschäden, ruft sie aber nicht hervor.

AHB
Anschlussheilbehandlung, Rehabilitationsmaßnahmen
(s. dort) nach Operation oder schwerer Erkrankung zur
Verkürzung des Aufenthaltes in der Akutklinik.

Amipaque
Kontrastmittel für die Myelographie

Analgetika
Schmerzstillende Medikamente

Anulus fibrosus
Bandscheibenring

Atembreite
Unterschied des Brustkorbumfanges bei Ein- und Ausatmung. Normal 5 bis 8 cm, bei Bechterewscher Erkrankung eingeschränkt.

Atrophie
Verschmächtigung z. B. der Muskulatur bei Mindergebrauch derselben oder fehlender Nervenversorgung.

Bandscheibenlockerung
Durch Verschleiß oder Gewalteinwirkung kann es zu einer Zusammenhangtrennung im Bandscheibengefüge kommen.

Bandscheibenprotrusion
Vorwölbung der Bandscheibe bei noch intaktem Bandscheibenring

Bandscheibenprolaps
Vorfall der Bandscheibe bei durchgebrochenem Bandscheibenring

Bechterewsche Erkrankung
Auch Morbus Bechterew, entzündliche rheumatische Wirbelsäulenerkrankung

Beckenkippung
Bei schwacher Bauchmuskulatur kippt das Becken nach vorn, es kommt zu Hohlkreuz und Kreuzschmerzen.

Beckenschiefstand
Bei unterschiedlicher Beinlänge steht eine Beckenhälfte tiefer, gleichzeitig verbiegt sich die Wirbelsäule.

Bewegungssegment
Die funktionelle Einheit der Wirbelsäule, bestehend aus zwei Wirbelkörpern und der dazwischen liegenden Bandscheibe.

Brachialgie
Schmerzen im Arm

BWS
Brustwirbelsäule

Cauda
Auch Kauda, gebündelte Nervenfasern im Wirbelkanal der LWS; werden sie gedrückt, so kommt es zu Blasen- und Mastdarmstörungen.

Chemonukleolyse
Chemische Auflösung oder besser Erweichung von Bandscheibengewebe. Da nicht nur der Gallertkern (Nucleus) erweicht, müßte es eigentlich heißen: Discolyse (Discus intervertebralis = die Bandscheibe).

Chymopapain
Ein Stoff aus der Papaya-Frucht, der Bandscheibengewebe erweichen kann; wird sonst als Steakweichmacher verwendet.

Dermatom
Ausbreitungsgebiet einer Nervenversorgung. So versorgt
z. B. die S1 Nervenwurzel den Fußaußenrand.

Dimer X
Wasserlösliches Röntgenkontrastmittel

Diskographie
Kontrastdarstellung der Bandscheibe, an der LWS meist im
Zusammenhang mit der Bandscheibeneinspritzung.

Diskose
Bandscheibenverschleiß

Diskotomie
Auch Nukleotomie; die Operation an der Bandscheibe,
meistens, um einen Bandscheibenvorfall zu entfernen.

Diskusprolaps
Bandscheibenvorfall

Diskusprotrusion
Bandscheibenvorwölbung

Diszitis
Bandscheibenentzündung

Dura
Harte Rückenmarkhaut, an der LWS als flüssigkeitsgefüll-
ter (Dura-)Sack

Epicondylitis
Tennisellenbogen, Schmerzen an der Außenseite des Ellenbogengelenkes bei bestimmten Bewegungen.

Elektrotherapie
Behandlung mit elektrischen Geräten zur Verbesserung der Durchblutung z. B. als Kurzwelle, Ultraschall, Diadynamik, Interferenzstrom usw.

Epiduralraum
Der Raum im Wirbelkanal, in dem die Nervenwurzeln entlanglaufen.

Extension
Im deutschen Sprachraum bedeutet es strecken, auseinanderziehen; im englischen steht es nur für strecken im Gegensatz zu beugen.

Facetten
Wesentlicher Anteil der Wirbelgelenke; werden sie beansprucht, kommt es zum Facettensyndrom, das ggfs. mit Facetteninfiltrationen behandelt wird.

Foramen intervertebrale
Zwischenwirbelloch

Fusionsoperation
Wirbelversteifung, meistens durch Anlagerung oder Einbolzung von Knochenspanen

Gallertkern
Bandscheibenzentrum, besteht aus einer gallertigen Masse (Nucleus pulposus)

Glisson-Schlinge
Eine nach Glisson benannte Zugvorrichtung für die Streckbehandlung der Halswirbelsäule

Halskrawatte
Halsstütze als Wickel oder aus Kunststoff, um die Bewegungsfähigkeit der Halswirbelsäule herabzusetzen.

Hemilaminektomie
Operative Entfernung des Wirbelbogens, z. B. um an einen Bandscheibenvorfall heranzukommen.

Hexenschuss
Plötzlicher Schmerz im Kreuz, der eine Bewegungseinschränkung verursacht und meist mit einer Fehlhaltung einhergeht. Wird von Medizinern als Lumbago bezeichnet.

HWS
Halswirbelsäule

Hyperlordose
Bedeutet Hohlkreuz bzw. verstärkte Ausbiegung der Lendenwirbelsäule nach vorn (verstärkte Lendenlordose).

Indometazin
Bekannt als Amuno. Es handelt sich um ein entzündungshemmendes, schmerzstillendes Medikament. Zu beachten sind die Nebenwirkungen Magen, Blutbild.

Injektion paravertebral
Neben die Wirbelsäule
– **peridural** In den Wirbelkanal, an die Nervenwurzel
– **intradiskal** In die Bandscheibe
– **intrathekal** In den Flüssigkeitsraum des Rückenmarkes

Ischialgie
Schmerzen vom Ischiasnerv ausgehend. Der Schmerz zieht vom Rücken über das Gesäß zur Hinter- und Außenseite des Ober- und Unterschenkels bis zum Fußaußenrand bzw. Fußrücken.

Kauda
s. Cauda

Kniehocklage
Eine Art Häschenstellung mit Bauchlage und stark angewinkelten Beinen

Kokzygodynie
Schmerzen am Steißbein

Kreuzdarmbeingelenk
Gelenkige Verbindung zwischen Kreuzbein, dem unteren Ende der Wirbelsäule und dem Becken.

Kyphose
Ausbiegung der Wirbelsäule nach hinten. An der Brustwirbelsäule ist eine leichte Kyphose normal; ist sie verstärkt, spricht man vom Rundrücken.

Laminektomie
Operative Entfernung des ganzen Wirbelbogens, z. B. um
an einen großen Bandscheibenvorfall zu gelangen.

Lasègue-Test
Anheben des gestreckten Beines ruft Kreuz- und Ischiasschmerzen hervor

LBB-System
Lendenwirbelsäulen-, Becken-, Bein-System

Liquor
Gehirn- bzw. Rückenmarkflüssigkeit. Eine klare Flüssigkeit, die das zentrale Nervensystem einbettet. Kann zu diagnostischen Zwecken abpunktiert werden.

Lokalanästhetikum
Örtliches Betäubungsmittel, z. B. Procain, Scandicain,
Meaverin, Xyloneural, das eingespritzt wird.

Lordose
Ausbiegung der Wirbelsäule nach vorn. An der Hals- und
Lendenwirbelsäule normal. Ist sie an der Lendenwirbel-
säule verstärkt, spricht man vom Hohlkreuz.

Lumbago
gleich Hexenschuss, s. dort

Lumbalkanalstenose
Einengung des Wirbelkanals

Lumbalpunktion
Entnahme von Liquor (s. dort) aus dem unteren Ende des
Rückenmarksackes

Lumbalsyndrom
Schmerzen und Behinderungen an der Lendenwirbelsäule
durch Verschleißerscheinungen, meistens Bandscheibenschäden

LWS
Lendenwirbelsäule

Manuelle Therapie
Behandlung durch Handanlegen, auch Chiropraxis, Einrenken genannt

Meaverin
Örtliches Betäubungsmittel, verwandt mit dem Procain

Muskelinsuffizienz
Unzulänglichkeit bzw. Schwäche der Muskeln; äussert
sich durch Verhärtungen und Schmerzen.

Myelographie
Kontrastdarstellung des Flüssigkeitsraumes, der das Rückenmark (myelon) bzw. die Nervenfasern im Wirbelkanal umgibt. Dabei wird gleichzeitig Liquor (s. dort) zu diagnostischen Zwecken entnommen.

Myogelosen
Schmerzhafte Muskelverhärtungen

Nervenwurzel
Verbindungsnerv zwischen Rückenmark und dem eigentlichen Nerv. Die Nervenwurzeln treten aus dem Rückenmark, laufen unmittelbar an den Bandscheiben vorbei, treten durch die Zwischenwirbellöcher aus dem Wirbelkanal und vereinigen sich zum Hauptnerv, z. B. Ischiasnerv.

Nervenwurzelblockade
Vorübergehende Ausschaltung der Nervenleitung durch ein örtliches Betäubungsmittel, z. B. um den Kreis Schmerz – Krampf – Schmerz zu durchbrechen.

Neuralgie
Nervenschmerzen

NMR
Nuclear Magnetic Resonance, auch Kernspintomographie. Darstellung des Körperinnern in einem Magnetfeld (ist harmlos und tut nicht weh).

Nucleus pulposus
Gallertkern der Bandscheibe

Nukleotomie
Operative Entfernung eines Bandscheibenvorfalls

Okzipitalisneuralgie
Schmerzen im oberen Nackenanteil, am Hinterkopf durch eingeklemmte Nerven

Orthese
Orthopädisches Hilfsmittel mit Halt- und Stützfunktion

Osteochondrose
Röntgenologische Beschreibung für Verschleißerscheinungen im Zwischenwirbelabschnitt

Osteoporose
Knochenentkalkung durch Knochenschwund

Parese
Teillähmung

Parästhesie
Mißempfindungen, Ameisenkribbeln, teilweises Taubheitsgefühl. Vollständiges Taubheitsgefühl wäre Anästhesie.

Patellasehnenreflex
PSR, Kniescheibensehnenreflex

Periarthritis humero scapularis
PHS, Schmerzen durch Entzündung des Weichteilgewebes
an der Schulter

Peridurale Injektion
s. Injektion, peridural

Periduralraum
Epiduralraum, der Raum zwischen der äusseren Rückenmarkhaut (Dura) und der Wand des Wirbelkanals

Perkutane Diskotomie, Nukleotomie
Absaugen von Bandscheibengewebe durch eine 3 mm dicke Röhre, die vom Rücken her unter Röntgenkontrolle in
örtlicher Betäubung von der Haut (perkutan) bis zum
Bandscheibenraum vorgeschoben wird. Das Bandscheibengewebe wird mit Fasszangen bzw. Fräsen herausgeholt
oder mit Laserstrahlen aufgelöst.
Das Verfahren funktioniert nur, wenn sich der Bandscheibenvorfall noch innerhalb der Bandscheibe befindet.

Procain
Örtliches Betäubungsmittel und Aufbaumittel im Alter

Prolaps
Vorfall, Bandscheibenvorfall; der Bandscheibenring ist
durchbrochen.

Protrusion
Vorwölbung; der Bandscheibenring ist noch erhalten.

Pseudoradikuläres Syndrom
Gleich Facettensyndrom; Schmerzausstrahlung von den Wirbelgelenken ausgehend.

Radikolyse
Operative Lösung von verwachsenen Nervenwurzeln

Rehabilitation
Erholungsphase zwischen Krankheitsende und voller Gesundheit

Reklination
Zurückneigen, z. B. den Kopf nach hinten neigen oder den Rumpf zurückneigen zum Hohlkreuz

Rezidiv
Wiederauftreten einer Krankheit

Rumpforthese
Korsett zur Stabilisierung der Wirbelsäule

Sakrum
Das Kreuzbein

Scandicain
Örtliches Betäubungsmittel, verwandt mit Procain

Schanzscher Verband
Watteverband um den Hals bei akuten Halswirbelsäulenbeschwerden

Scheuermannsche Krankheit
Verstärkte Ausbiegung der Brustwirbelsäule nach hinten
(vermehrte Kyphose) durch Wachstumsstörungen der
Brustwirbel

Schleudertrauma
Verletzung der Halswirbelsäule beim Auffahrunfall durch
Heckaufprall: Erst pendelt der Kopf nach hinten, dann
nach vorn.

Schmorlsches Knötchen
Harmlose Einbuchtung von Bandscheibengewebe in den
Wirbelkörper

Spinalkanalstenose
s. Lumbalstenose

Spondylarthrose
Verschleiß der Wirbelgelenke

Spondylitis
Wirbelentzündung

Spondylodese
Operative Versteifung eines Wirbelsäulenabschnitts

Spondylolisthese
Wirbelgleiten

Spondylose
Röntgenologische Bezeichnung für Wirbelverschleiß, wenn sich Knochenauswüchse als so genannte Randzacken an den Wirbeln bilden; völlig harmlos.

Stufenlagerung
Rückenlage mit 90 Grad angewinkelten Hüft- und Kniegelenken durch Auflegen der Unterschenkel auf einen Würfel oder Stuhl

Tennisellenbogen
Epicondylitis, Schmerzen an der Außenseite des Ellenbogens durch Überanstrengung

Thorax
Brustkorb

Thorakalsyndrom
Schmerzen von der Brustwirbelsäule ausgehend, bedingt durch degenerative Veränderungen

Tortikollis
Schiefhaltung des Kopfes bei akuten Schmerzen, von der Halswirbelsäule ausgehend

Traktion
Auseinanderziehen, z. B. an der Wirbelsäule, entspricht im Deutschen auch dem Begriff Extension

Trauma
Verletzung

Whiplash injury
Peitschenschlag-Verletzung, Verletzungsvorgang beim
Schleudertrauma (s. dort) der Halswirbelsäule

Wirbel(gelenk)blockierung
Verschiebung und Verkantung der Wirbelgelenkflächen
bei Bandscheibenlockerung

Zervikalsyndrom
Halswirbelsäulen-Syndrom; Schmerzen und Bewegungseinschränkung der Halswirbelsäule durch Verschleißerscheinungen

Zervikobrachiales Syndrom
Schmerzen im Arm, die von der Halswirbelsäule kommen

Zervikozephales Syndrom
Kopfschmerzen und Schwindelerscheinungen, die von der
Halswirbelsäule kommen

Bildnachweis

Abb. 19, Seite 50: J. Krämer, *Bandscheibenbedingte Krankheiten.* Thieme Verlag. Stuttgart 1997

Abb. 26, Seite 65: J. Krämer, *Lehrbuch der Orthopädie,*
Springer Verlag, Heidelberg 1998

Weiterführende Literatur

Brügger, A.: Die Erkrankungen des Bewegungsapparates und seines Nervensystems; Fischer,: Stuttgart, New York 1977

Krämer, J.: Bandscheibenbedingte Erkrankungen, Ursachen, Diagnose, Behandlung, Vorbeugung, Begutachtung; Thieme, Stuttgart 1997 (4. Auflage)

Als englische Ausgabe: Intervertebral Disc Diseases; Thieme, Stuttgart, New York 1981 (2. Auflage)

Als spanische Ausgabe: Patologia del disco intervertebral; Doyma, Barcelona 1989

Krämer, J., C. Nentwig: Orthopädische Schmerztherapie; Enke, Stuttgart 1999

Nentwig, C., J. Krämer, C.-H. Ullrich: Die Rückenschule; Enke, Stuttgart 1997 (3. Auflage)

Rothman, R., F. Simeone: The Spine; Saunders, Philadelphia, London, Toronto 1982 (2. Auflage)

Schmorl, G., H. Junghanns: Die gesunde und die kranke Wirbelsäule; in Röntgenbild und Klinik, 5. Auflage, Thieme, Stuttgart 1968

Schoberth, H.: Orthopädie des Sitzens; Springer, Berlin-Heidelberg 1989

Ullrich, C.-H.: Training ohne Reue; 2. Auflage, Zuchschwerdt, Germering 1994

Register

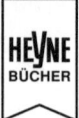

fit & schön

Elsye Birkinshaw
Denken Sie sich schlank
In 21 Tagen abnehmen
ohne Diät
08/9414

Stephanie Faber
**Das Rezeptbuch
für Naturkosmetik**
300 Rezepte zum
Selbermachen
08/4688

Jay Kordich
Fit durch Säfte
Schlank, gesund und
leistungsfähig mit
frisch gepressten Obst-
und Gemüsesäften
08/5326

Miranda Llewellyn
**Gymnastik mit dem
Flexaband**
Das 9-Stunden-Programm
für Schlankheit, Schönheit,
Fitness und Gesundheit
08/5135

Stephanie Faber's
Kräuterkosmetik
200 Schönheitsrezepte zum
Selbermachen
08/5289

Chao-Hsiu Chen
**Feng Shui für Schönheit
und Wohlbefinden**
Das chinesische Geheimwissen
um Harmonie und Alterslosigkeit
08/5320

Ditta Biegi
**Makellose Schönheit durch
kosmetische Eingriffe**
Was Sie wissen müssen über
Erfolge und Risiken, Dauer
und Kosten der Behandlung,
Praxen und Kliniken
08/5257

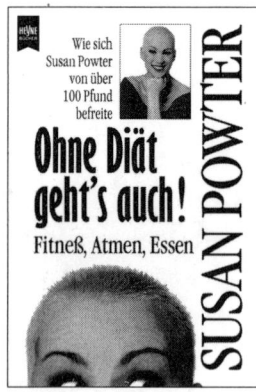

08/5120

HEYNE-TASCHENBÜCHER